きのこを利用する

A Short Guide to Mushroom Science and Biotechnology

きのこを利用する

病気の治療・予防から環境改善まで

江口文陽 著

地人書館

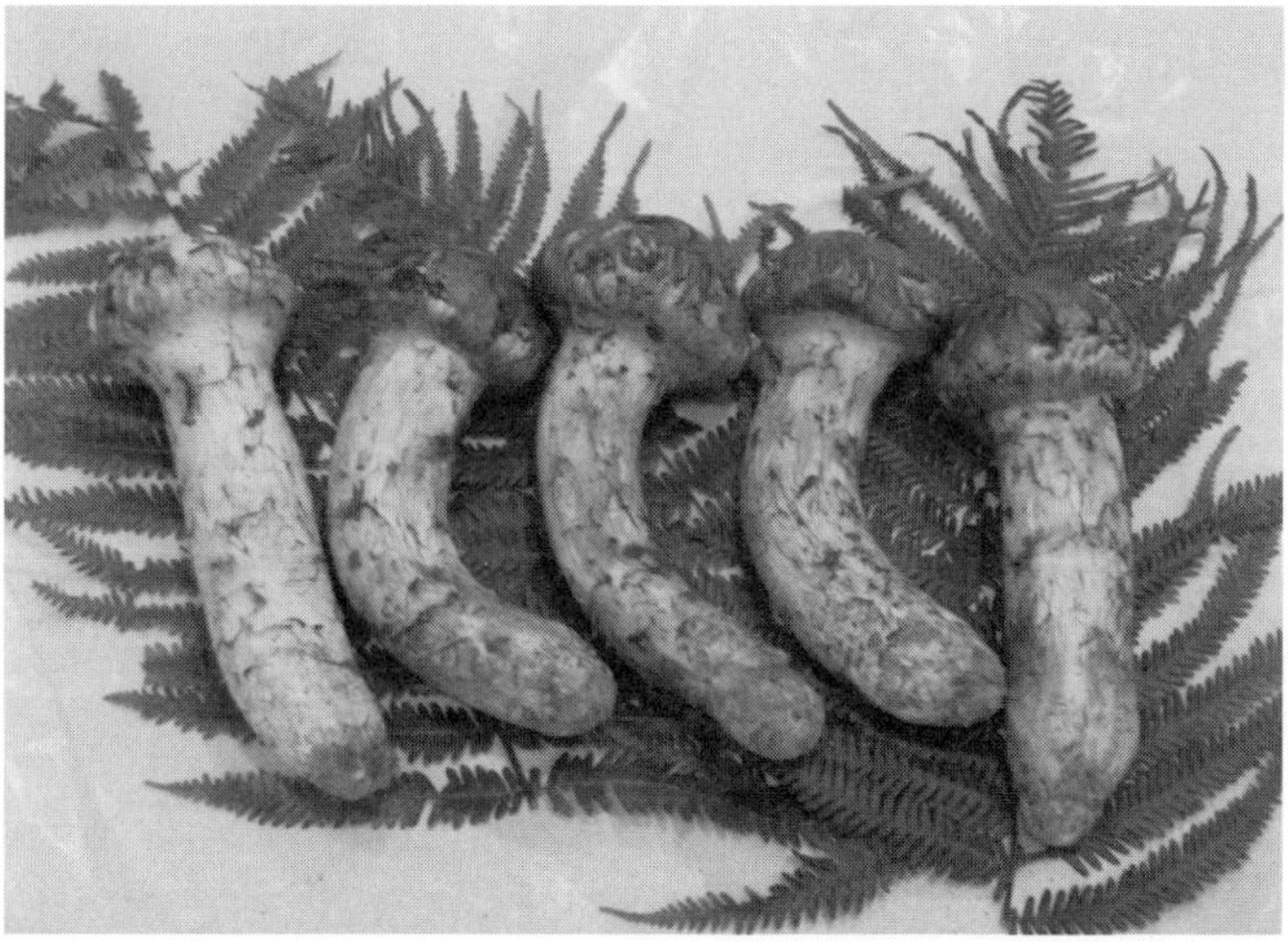

マツタケ

はじめに

本書『きのこを利用する』は、日常生活の中で利用し活用するキノコの知られざる世界を、多くの読者に知っていただき、キノコを好きになってほしいとの思いから執筆したものです。

キノコは、自然界では分解者として有機物を浄化する役割を担っています。自然界でのこのパワーを利用して、キノコが作り出す物質を紙づくりに活用する技術や、ダイオキシンなどの有害物質を分解して汚れた環境をきれいにする技術も盛んに研究され実用化にまで至っています。キノコは、自然環境の浄化としてばかりではなく、食生活の変貌によって発現した二一世紀の日本人や諸外国の人々の生活習慣病に対する予防や治療に力を発揮しています。キノコのこのような多機能性は、現在たいへん注目されています。その結果、多くの種類のキノコが人工栽培されるようになり、その生産技術から利用までの各分野をそれぞれの観点からとりまとめた専門書なども発刊されています。

しかしながら、科学的試験研究を基盤とした一般の読者に対するキノコの書物はまだ少ないようにも思えます。そのようなことから、現代社会の実情に即したキノコの情報提供を目的として、著者はインタラクティブ学習ソフト（CD-ROM）『キノコを知ろう キノコに学ぼう キノコと暮らそう』（企画制作著作・特定非営利活動法人NPOぐんま）を監修しました。このソフトの開発と普及を契機として、多くの利用者から書籍としての出版の要望を多くいただきました。

そこで本書では、第1章において「夢広がるキノコの世界」として、キノコとはどんな生き物であり私たちの生活にどのように利用されているかをできる限り平易な表現で解説することとしました。第2章と第3章では、機能性食品として多くの方々がキノコに興味を寄せていることから、キノコを利用した健康増進のための情報発信を目的として、各種疾病に対するキノコの利用法とその実験的検証結果を紹介しました。第4章においては、これまで食用キノコとして利用されていたスギヒラタケに起因する（？）食中毒事例について、現在までの研究状況を紹介します。また、第5章では、キノコ産業の発展を願って産学連携研究推進に対する著者の持論を展開することとしました。

本書の第1章と他の章は、図表の挿入頻度や文章の執筆形態がやや異なるため、違和感を感じられるかと思いますが、第1章では誰もがキノコという生き物の楽しさやその夢の広がりを受け止めていただければ幸いであり、さらに深くキノコの生活への利用術と情報キャッチのためのツールとしての活用を考える読者には第2章以降を熟読していただきたいと考えています。

なお巻末にキノコに関する知識を問う問題を付してあります。理解度を確認する意味で活用いただければと思います。本書が多くの人々に対するキノコ情報の発信源であるとともにキノコを愛していただくきっかけの一助となれば幸いです。

本書のタイトルは『きのこを利用する』とし、「きのこ」を平仮名で表記しました。これは古川久彦博士が幅広い分野から「きのこ」を生物学的に解析し、理解し、利用する体系を「きのこ学」、Mushroom Science と提唱されたことに沿った表記であり、「きのこ」を研究する一人としてその意味を深く受け止め、きのこ学のさらなる発展を意識したからです。ただし、本文中においては、平仮名に挟まれると読みにくい面もあることから、便宜的に「キノコ」として表記することにしました。

本書の制作に際して、イラスト等の使用許可をいただいた特定非営利活動法人NPOぐんま代表理事熊倉浩靖氏にこころから感謝します。また、制作作業に協力いただいた一場佐恵子さんにも感謝します。本書の出版に際しては、地人書館の上條宰社長ならびに編集部の永山幸男氏にたいへんお世話になりました。ここに深甚なる謝意を申し上げる次第です。

二〇〇六年二月一日

江口文陽

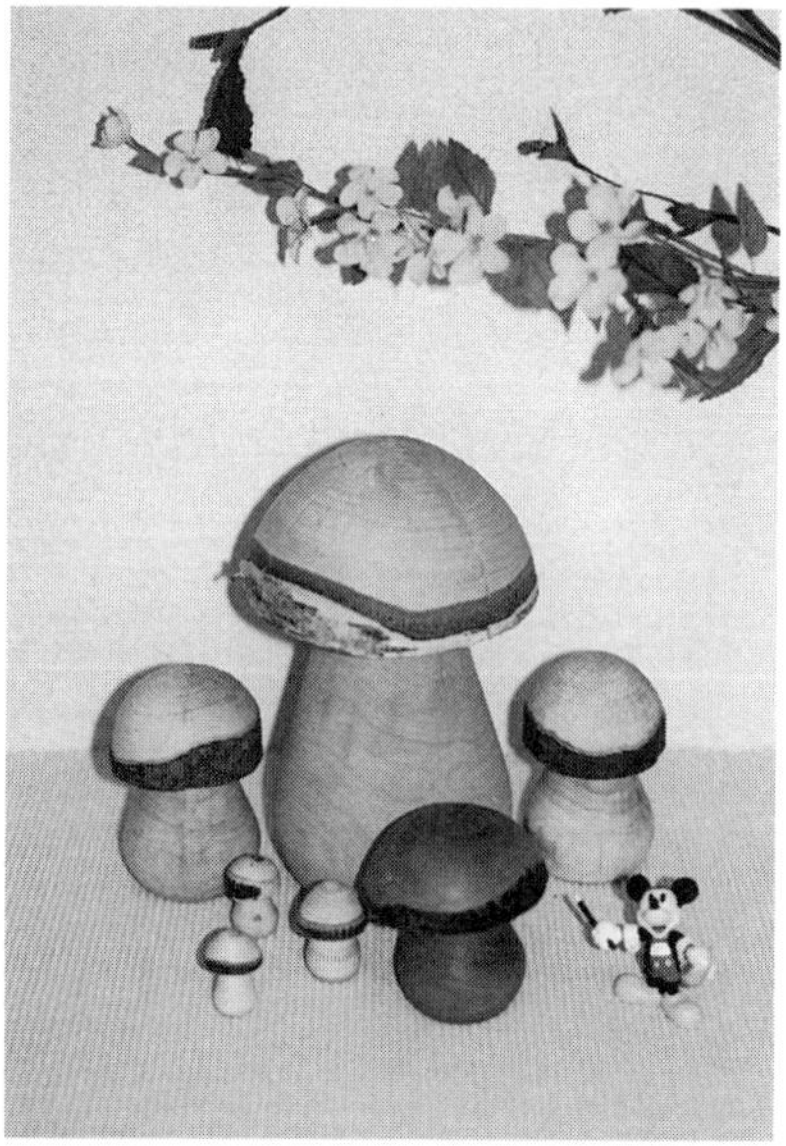

きのこを利用する　目次

第3章　病気の予防と治療へのキノコの働き　85

第4章　スギヒラタケの毒性と予防対策　123

第1章　夢広がるキノコの世界

私とキノコとの出会いは高等学校三年生の時です。それは、大学で医療科学を学びその後、文芸評論家として活動していた父、江口恭平が胃ガンと診断され、多臓器転移により、胃、十二指腸、膵臓尾部、脾臓などと二四箇所のリンパ節などを切除し、摘出するといった大手術の後のことでした。免疫療法として、キノコ類のカワラタケを原材料としたクレスチンを医師の処方で、さらに民間療法としてのマンネンタケ（図1・1）とヒメマツタケ（アガリクス茸）（図1・2）の煮汁液を飲用したことがキノコとの出会いになりました。そんな療法を行なった父（図1・3）は、その後、二二年間生きることができました。このような大手術後も父が長く生きられたのはなぜだろうと考えたときに、ガン組織摘出手術後に父がキノコなどを自己管理のもとで適切に活用した結果がガンの再発防止や全身の免疫増強の一助になったことは確かだと私は考えています。

私はこのことで、キノコの薬理効果に深い関心を持ったのです。

その当時、高等学校の参考書で調べたキノコの役割は、食物連鎖のピラミッド（図1・4）に

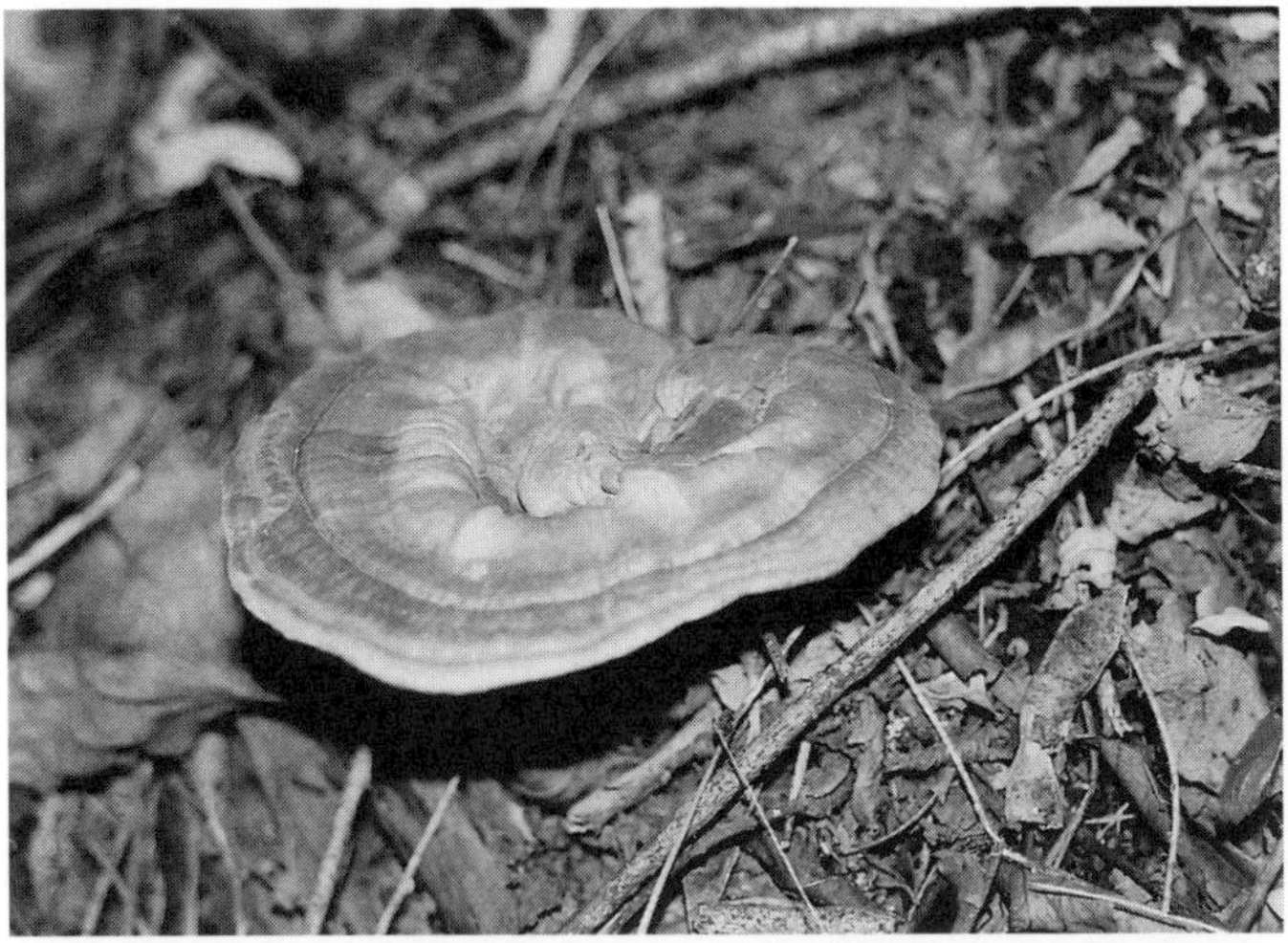

図 1.1 マンネンタケの子実体

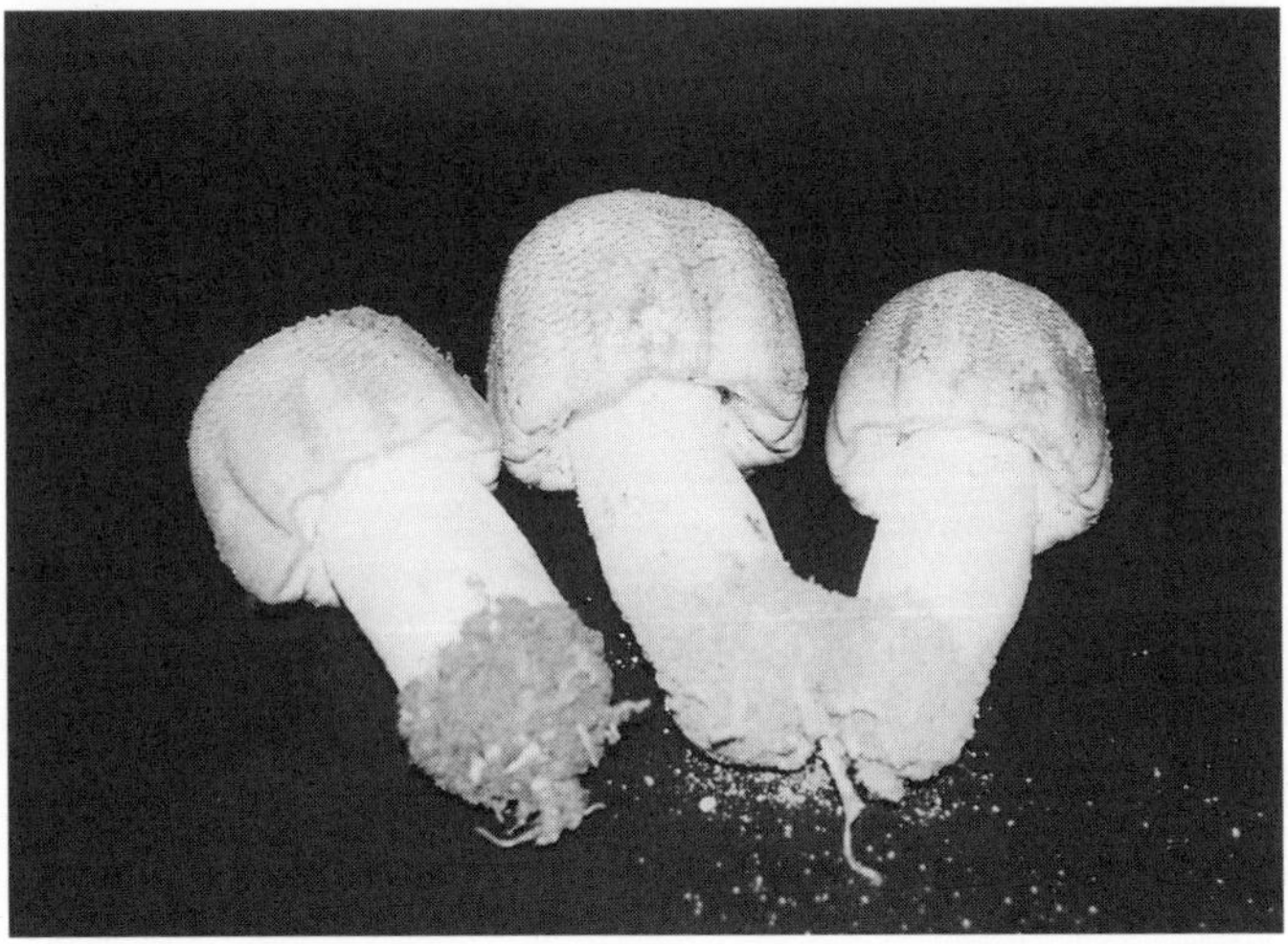

図 1.2 ヒメマツタケ（アガリクス茸）の子実体

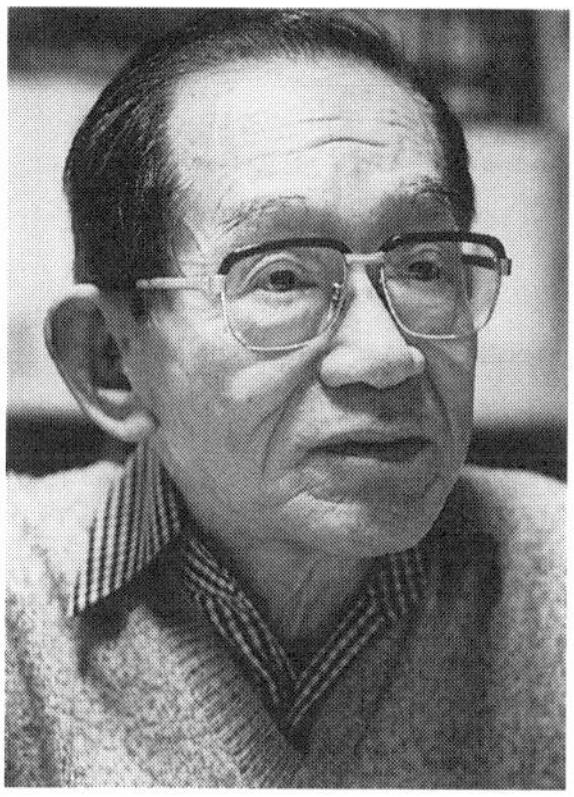

図 1.3 父、江口恭平

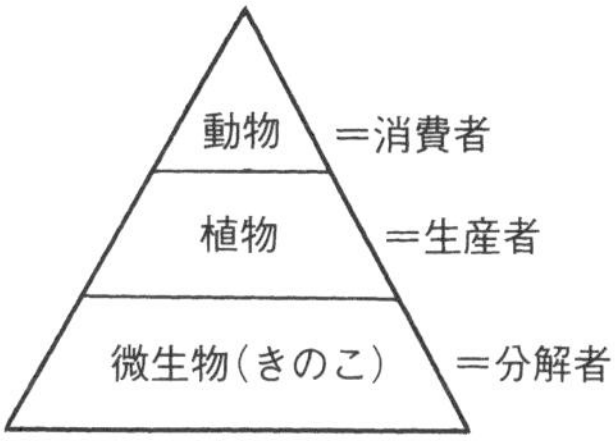

図 1.4 食物連鎖のピラミッド

おいて微生物の部類に区分けされ、植物などの細胞壁成分である難分解性繊維のリグニンという化合物を特異的に分解する「森の掃除屋さん」であるといった程度のことです。そんなキノコが、病気の治療に功を奏することがあるといった知識を父の疾病を機に知り、自分の手でキノコを科学的に検証しようと、キノコ研究のできる大学へ進学しました。今考えると、私の現在の専門であるキノコの研究テーマは、その時父が与えてくれた私にとっての宝物であると認識しています。

　大学に進学し、研究開始以来、約二〇年の年月が経過していますが、一貫してキノコ研究に携わってきました。キノコの研究は奥が深くまだまだ解明しなくてはならないことが多いのですが、現段階で私が思うキノコのすばらしさの一端を多くのみなさんにお伝えしたいと思います。

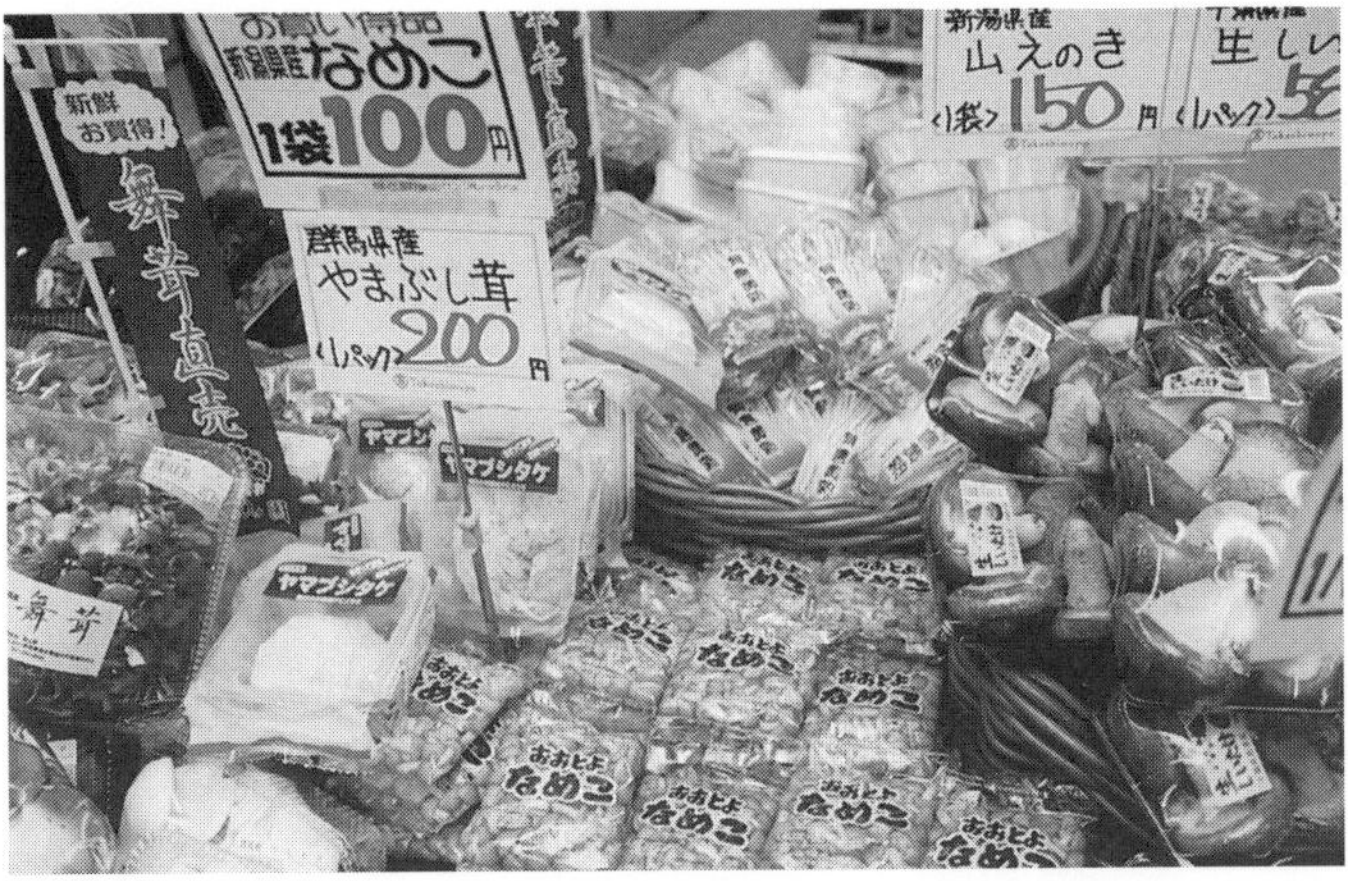

図 1.5 食品コーナーに並ぶさまざまな種類のキノコ

1・1 キノコって何？

読者のみなさんは、キノコを知っていますよね。そうです、丸い「傘」に「軸」がついている不思議な形をした食べ物、あれがキノコです。デパート、スーパーマーケット、そして八百屋に行くと、シイタケ、エノキタケ、マツタケ、マイタケ、ナメコ、エリンギ、ブナシメジなどいろいろあって、生や乾燥したもの、びん詰めなどさまざまな形で売られています（図1・5）。よく観察すると、公園や庭の隅に生えていることもあります（図1・6）。

それでは、いったいキノコって何でしょう。八百屋で売っているから、野菜なのでしょうか。「木の子」というくらいだから、やっぱり木や花や草と同じ植物なのでしょうか。まさか、動物ということはないでしょう、などと子供たちは想像をめぐらすことも多いようです。
そんな不思議なキノコ。その正体は何か、そしてその役割は、これから一緒に探っていくこととしましょう。

１・２　キノコは植物？　それとも……

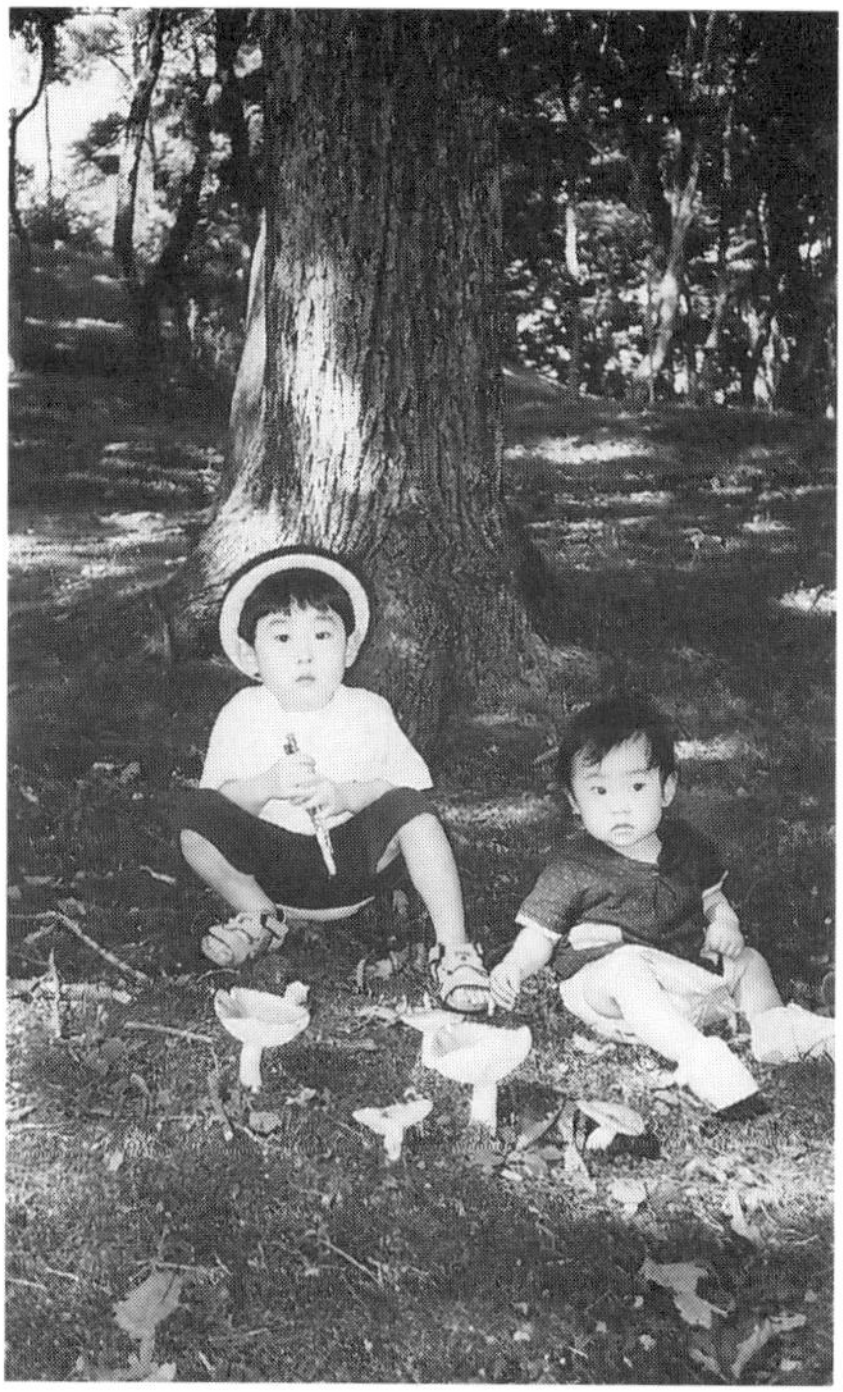

図 1.6 野生のキノコ
（森や公園に生えているカワリハツ）

キノコは植物の仲間だと考えられていたこともありました。しかし、キノコの体の構造や生活のしかたが植物とはまったく違うことから、今はキノコと植物は学問的には分けて考えられています。

生き物を大きく五つに分けること（図１・７）がありますが、キノコは「菌界」とい

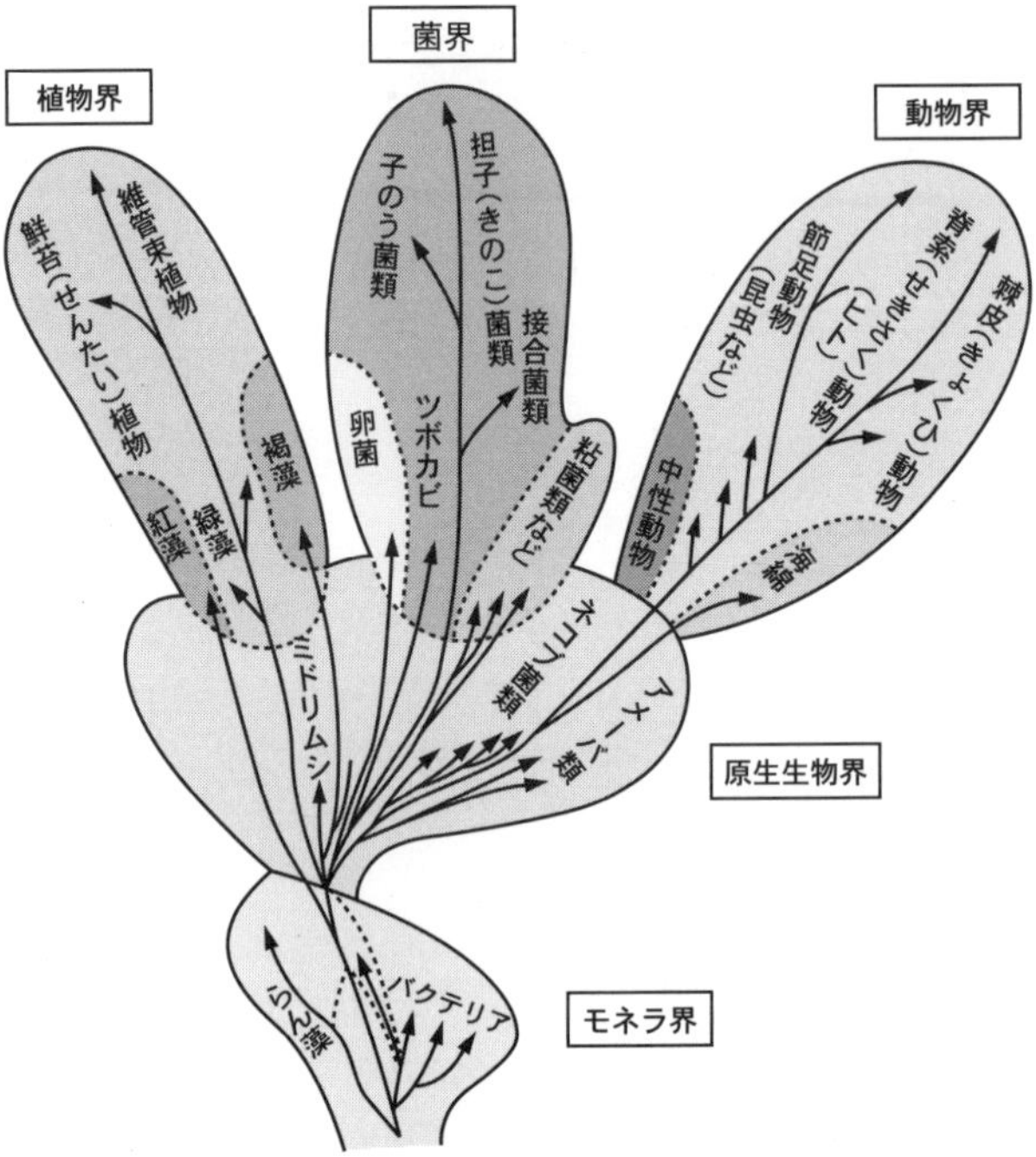

図 1.7 ホイタッカーの五界系統図。生き物を動物界、植物界、菌界、原生生物界、モネラ界（細菌など）の五つのグループに分類する。キノコは植物ではなく、カビなどと同じ菌界に分類されている。

う分類に入るのです。味噌や醤油の発酵に利用する麹菌や、ヨーグルトの乳酸菌、納豆のねばねばを作る納豆球菌と同じ「菌」の仲間なのです。菌の中でも、八百屋などで買って食べる部分である子実体を作る仲間をキノコと呼んで区別しているのです。

しかし、キノコの種類は日本だけで約四〇〇〇〜五〇〇〇種類はあるといわれています。そのうち約二〇〇〇種類にしか名前がついていないともいわれています。実は、キノコはまだまだわからないことが多い生き物なのです。したがって、キノコの研究を行なっていけば、読者のみなさんもキノコの新しい性質などを発見できる可能性があるということです。

1・3　キノコと植物の違い

キノコは枯れた樹木や枝、落ち葉、動物の糞や死骸など、動物や植物のいらなくなったものに菌糸を伸ばし、その養分を吸収して成長します。養分を吸収するとき、樹木や落ち葉は分解され、土に帰っていきます。キノコが森をきれいにする「掃除屋」と呼ばれるのはこういった特徴を持っているからです。

そんなキノコの一生は、子実体の傘の裏についている胞子（図1・8）から始まります。胞子は風などによって飛ばされ、水分と栄養のある場所に落ち、ちょうどいい温度になると芽を出し、

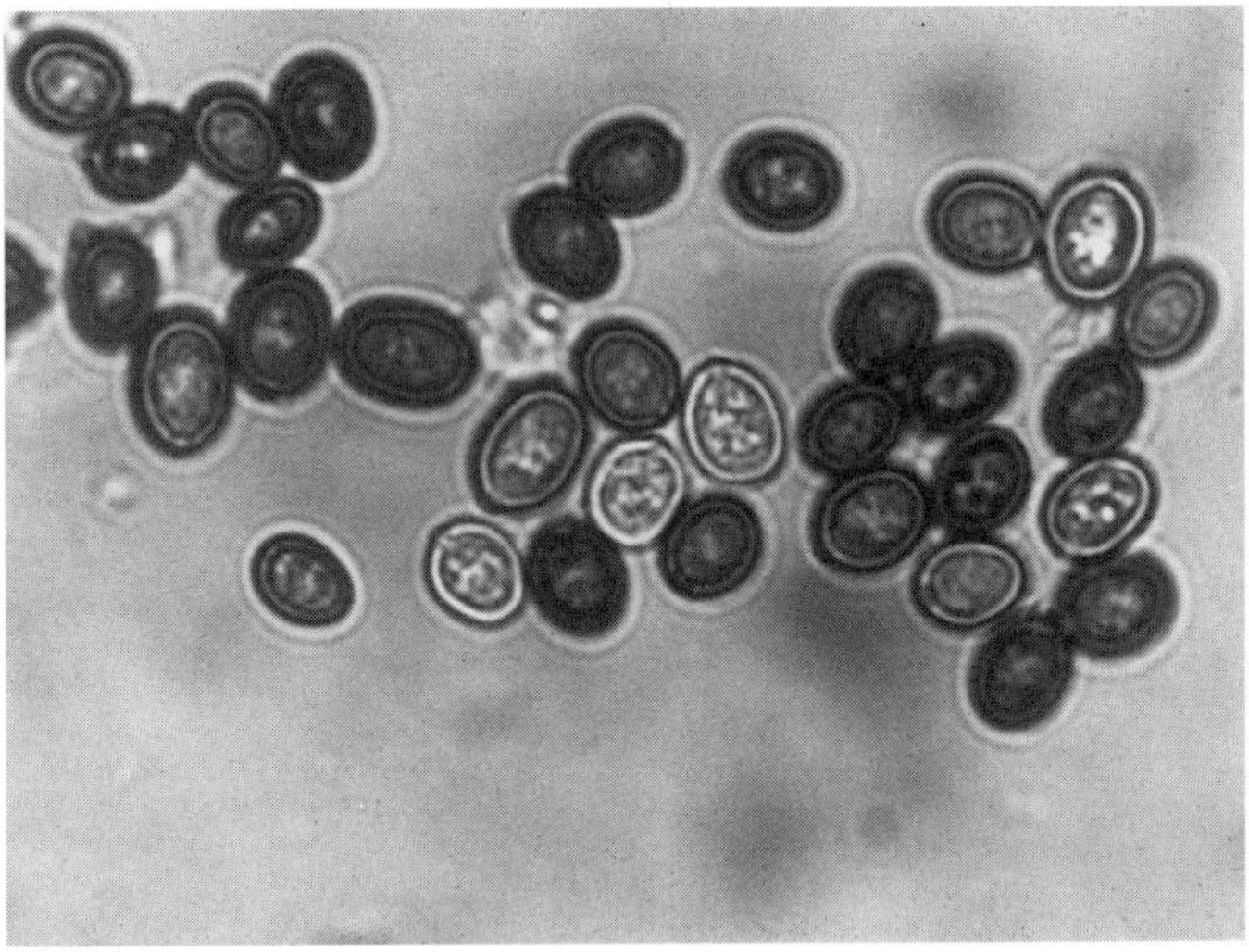

図 1.8 胞子

菌糸（図1・9）を伸ばしていくのです。しかし、普通はこの菌糸が成長しただけでは子実体（図1・10）はできないのです。

実は、胞子には性別のような遺伝的特徴があって、違った遺伝形質を持った胞子から芽を出した菌糸が一緒にならないと、子実体が生えてこないのです。植物でいえば、めしべとおしべについている花粉が一緒にならないと、種が実らないのと同じだと考えればわかりやすいでしょうか。違った形質の遺伝子は、菌糸の細胞中の核に存在します。異なる二つの遺伝形質を持つ菌糸同士がくっついたものを二核菌糸と呼びます。二核菌糸が伸びて大きな塊として増殖し、栄養を蓄え、温度や湿度などの環境条件が整うと、キノコのもと（原基）が作られるのです。そして、この原基が成長するとキノコ（子実体）

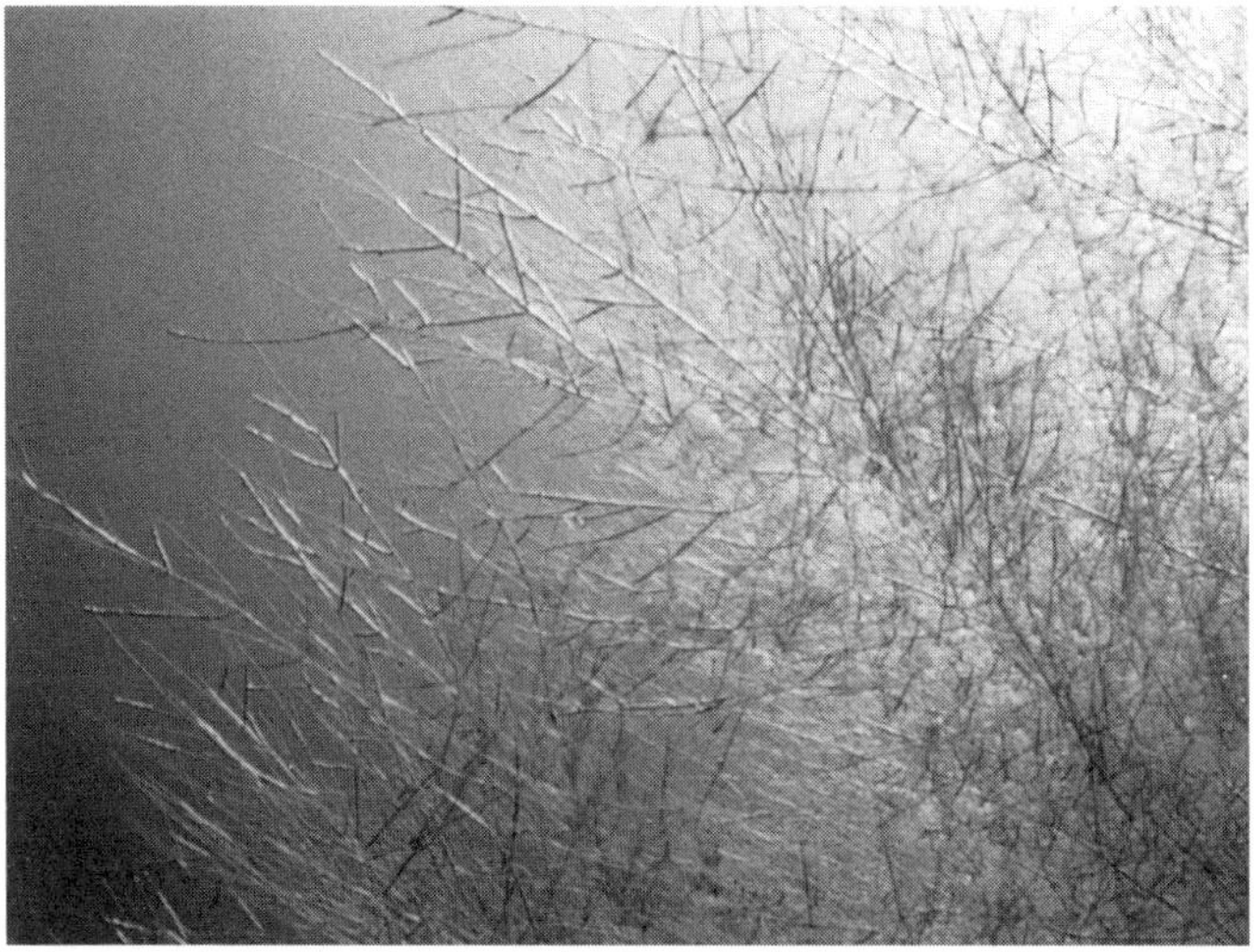

図1.9 菌糸

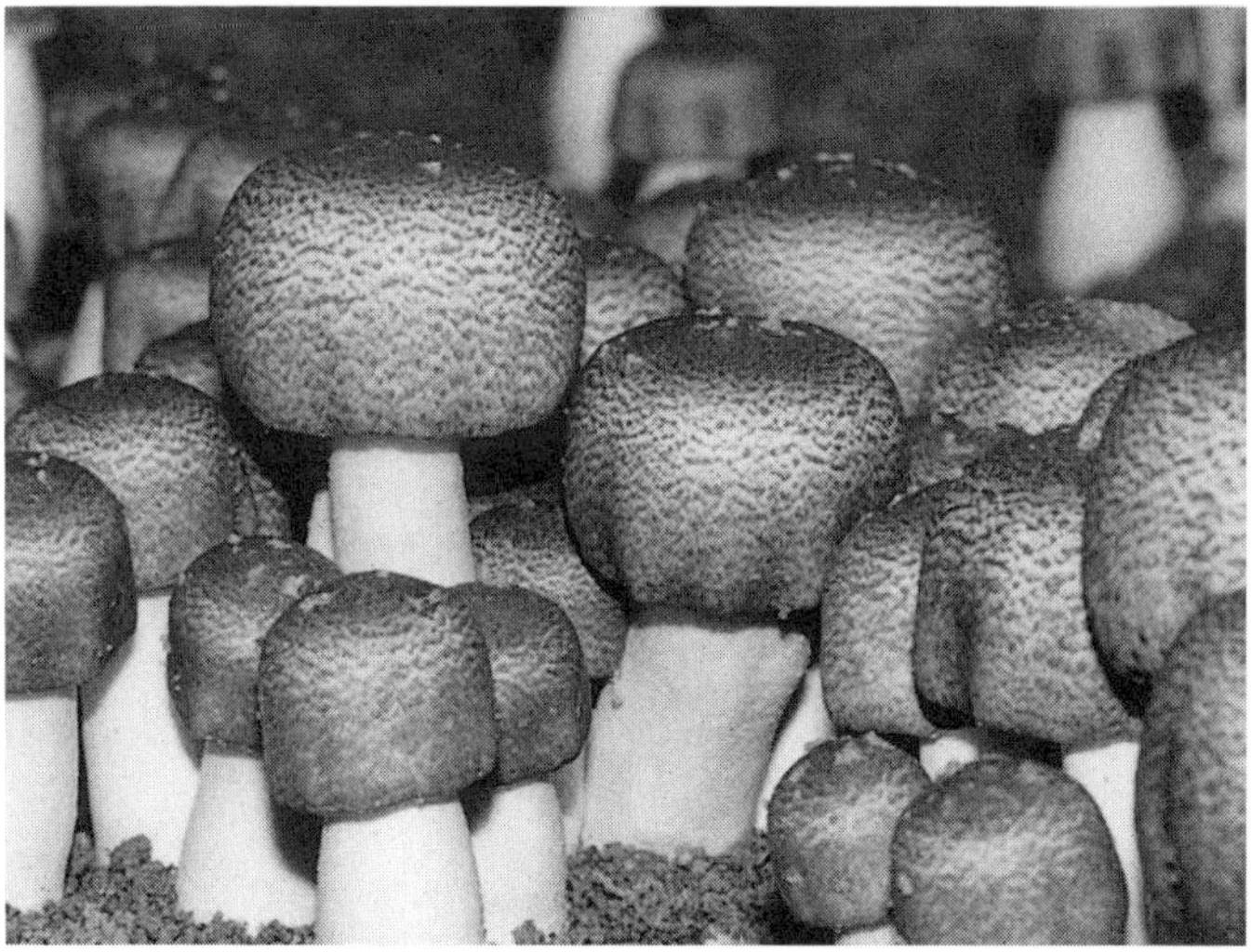

図1.10 子実体

ができあがるのです。したがって、私たちが日常的に食べているキノコは菌糸が塊となって形成されたものということです。

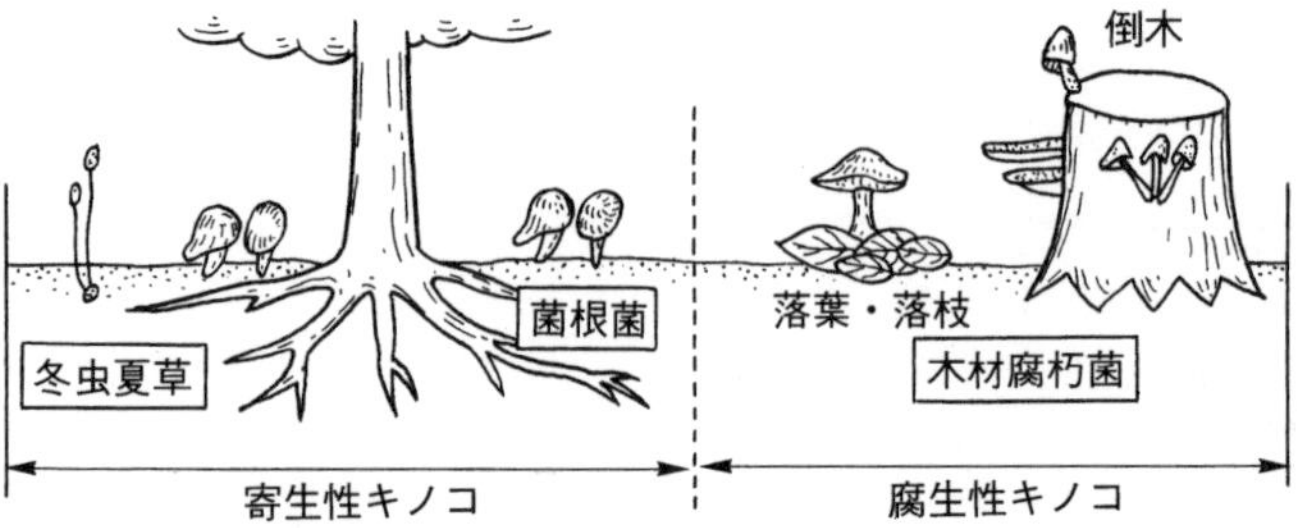

図 1.11 寄生性キノコと腐生性キノコ

1・4 キノコの生活

キノコは、腐生性キノコと、寄生性キノコの二つに大別する（図1・11）ことができます。腐生性キノコは堆肥や落ち葉、枯れ木などに生えて養分を吸収します。枯れ木につくものは、木を分解してボロボロに腐らせるので木材腐朽菌《ふきゅうきん》と呼ばれ、前述したように森の枯れ木などをきれいにする「掃除屋」の役割を果たしているのです。分解された木は土に帰り、他の植物の栄養になります。この種類のキノコの仲間は、シイタケ、ヒラタケ、エノキタケなどです。

寄生性キノコは植物や昆虫に寄生して、その栄養分で成長します。寄生性キノコの中で相手に大きな害を与えず、一緒に生活していく性質は共生といわれ、中でも植物の根に寄生し、寄生した植物に水分などを与えたり、病害から守ってあげたりして、一緒に成長していくキノコもあるのです。こうしたキノコは菌根菌《きんこんきん》と呼ばれ、その仲間にはマツタケやホンシメジなどが含まれます。

寄生性キノコは、マツタケやホンシメジのように寄生した相手に大きな害を与えないで森の仲間をともに守りながら生活していますが、ナラタケのように木を枯らしてしまうキノコがあるのも事実です。また、セミの幼虫やアリなどの昆虫に寄生する冬虫夏草と呼ばれるキノコの仲間は、寄生した虫を殺して自分の体を生育させるのです。同じキノコでもそれぞれ特徴ある生活形態で自然界に分布しているのです。

1・5　キノコの体

キノコといえば、どのような姿を思い浮かべるでしょうか。きっと、先に述べた〝傘〟に軸がついたあの形でしょう。しかし、普段私たちがキノコと呼んでいる傘のような形をした部分は、子実体と呼ばれている部分で、キノコの一部にすぎないのです。

キノコの体が菌糸からできていることは述べました。菌糸は、細胞がつながって糸のように細長く成長したものです。一つ一つは非常に小さくて顕微鏡でないとよく見ることができませんが、菌糸が成長して集まってくると、パンや餅に生えたカビのようになってはっきりと目に見えるようになります。この菌糸の集まりを菌塊といい、子実体はたくさんの菌糸が集まって体を作っているのです。

そんな子実体は植物でいえば、花の役割を持っていて、種となる胞子をまきちらし、子孫を増やしていくのです。

1・6　キノコの仲間

キノコには、変わった特徴を持ったものがあります。それらのおもしろいキノコについて紹介しましょう。

光るキノコの仲間

ツキヨタケ、ヤコウタケ、シイノトモシビタケなどのキノコは光るキノコとして知られています。暗闇で光る様子は幻想的ともいえるでしょう。しかし、これらのキノコがなぜ光るのかは、よくわかっていません。

天気を知るキノコ

山の斜面などに出るツチグリというキノコがあります。このキノコは、最初は土の中で大きくなりますが、成長するにつれて地上に露出してきます。地上に出てくると、外皮に切れ目ができ、

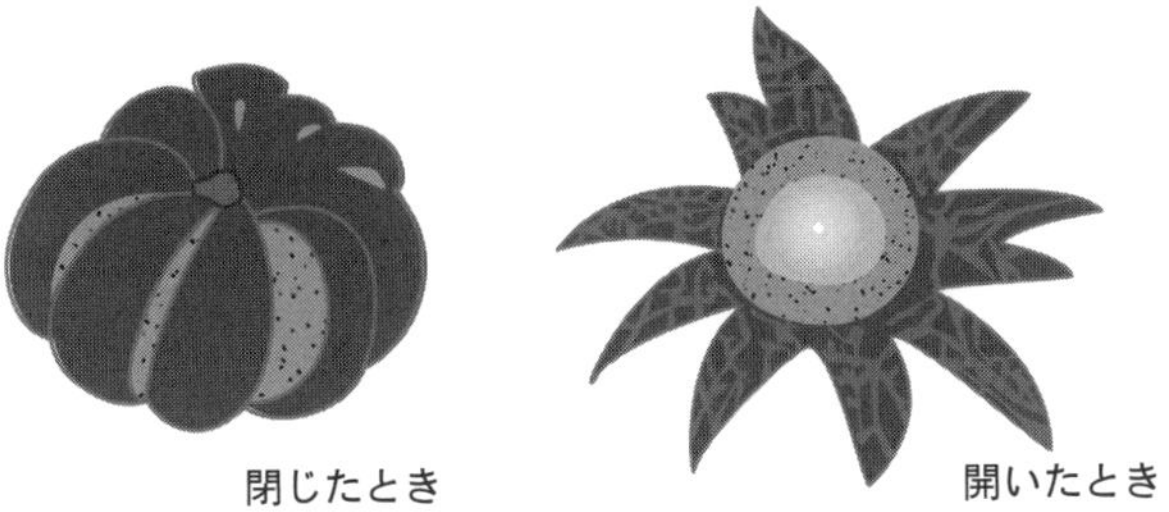

図1.12　キノコの晴雨計（ツチグリ）

雨がふると水分を吸収して皮がさけてきます。湿気によって開いたり、閉じたりをくり返すことから、キノコの晴雨計（天気を観察する機械）と呼ばれています（図1・12）。

殺虫剤の効果を持つキノコ

ハエトリシメジというキノコは、煮たり、火であぶってから湿らせておくと、その名のとおり、それをなめたハエが死んでしまうのです。このキノコの持つトリコロミンという成分がこのような現象を引き起こすのですが、この成分は旨みのもとともなっていて、人が食べるとおいしいと感じられる物質でもあるのです。しかし、このハエトリシメジは食べ過ぎると酒に酔ったようになるため注意が必要です。

キノコから生えるキノコ

木や動物の糞、そして虫などというようにキノコはいろいろなものから発生しますが、キノコから生えるキノコもあるのです。ヤグラタケというキノコは、クロハツやクロハツモドキなどのキノコの子実体から生えてくるめずらしいキノコです。見かけは、キノコがキノコをおんぶしているような不思議な姿をしています。

ミルクが出てくるキノコ

チチタケは傷つくと牛乳のような汁が出てくる特徴を持っています。汁が出るキノコには、黄色い汁が出るキチチタケ、血のような赤い汁が出るチシオタケもあるのです。

ゴムのような弾力のあるキノコ

ゴムタケは肉厚でなかにゼラチンのようなものが詰まっていて、押すとゴムのような弾力があります。シイタケの原木などから大量に発生することもあり、原木に化学実験で使うゴム栓をあたかもたくさん刺したように見えます。

バレーボールのようなキノコ

草地や竹やぶなどに生えるオニフスベは、直径一五～五〇センチメートルもある大きな球になるキノコです。まるでバレーボールが落ちているように見えることもあります。発生からまもない若いうちには食すこともできますが、熟成して大きくなったものは食用には適しません。

食用キノコと毒キノコ

キノコで気をつけたいのが毒キノコです。毒キノコには「殺し屋キノコ」と呼ばれるドクツルタケやシロタマゴテングタケのように、人間が食べると死んでしまうほどの猛毒を持っているものから、やけどしたように手足に痛みが出るドクササコ、酒に酔ったようになるベニテングタケ、神経を狂わせるワライタケやヒカゲシビレタケ、下痢や吐き気をもよおすツキヨタケなどがあり

毒キノコの迷信

毒キノコにはさまざまな迷信がある。しかし、どれも根拠がないものばかりなので、信じてはいけない。

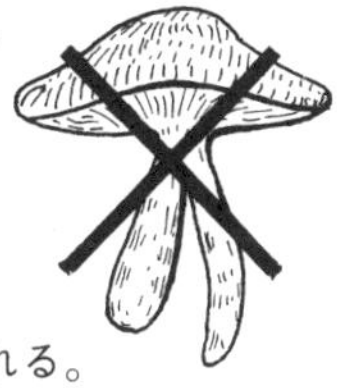

× 軸（柄）がたてにさけるキノコは食べられる。
× 油で炒めれば毒キノコでも食べられる。
× 香りのよいものは食べられる。
× ナスといっしょに、煮ると食べられる。
× 虫に食べられていれば食べられる。
× 色のきれいなキノコは毒。地味な色は食べられる。

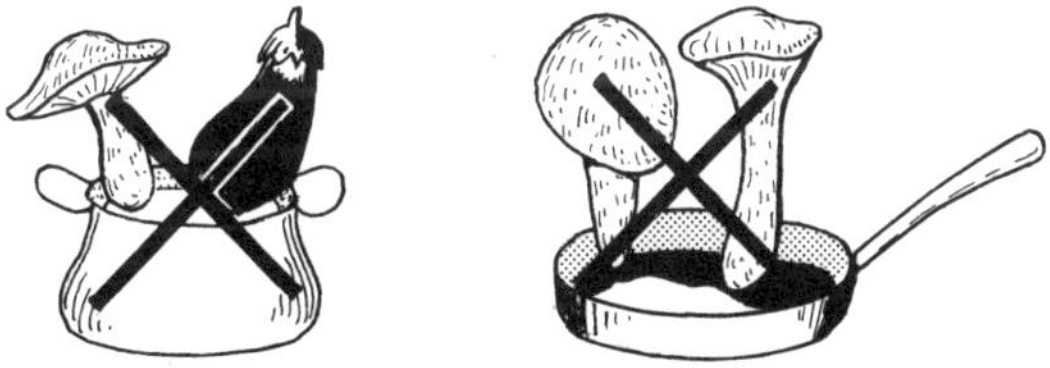

図 1.13 毒キノコの迷信

ます。

昔から食用キノコと毒キノコの見分け方などということが伝承的に語り継がれていることがありますが、そのほとんどはまちがいです（図1・13）。残念ながら、食用キノコと毒キノコを簡単に見分ける決め手はないのです。食べられるキノコとまちがえられやすい毒キノコもあり、キノコをよく知っている人でも中毒を起こすこともあるくらいです。キノコ中毒にあわないようにするには、しっかりと名前のわかるキノコのみを食べることです。少しでも違和感があったり、識別で迷うことがあれば決して食べないことです。知らないキノコを見つけても、取って食べたりしないように注意しましょう。また、食べられるキノコを見分けるには、キノコを知った人と山や野原を歩いたり、キノコ観察会に参加して鑑定のコツをつかむことが大切です。

1・7　私たちの暮らしとキノコ

私たち日本人とキノコはとても関係が深く、昔から煮物や天ぷら、鍋物などで食べています。また、一部のキノコは薬としても利用されてきました。世界的に見ても、日本人はキノコをたくさん食べる、キノコ好きの民族といえるでしょう。

スーパーマーケットや八百屋の店先には、四季を通してさまざまなキノコが売られています。マツタケ（四頁の写真）、シイタケ（図1・14）、ヒラタケ（図1・15）、エノキタケ（図1・16）、ナメコ（図1・17）、マイタケ（図1・18）などなじみの深いものから、エリンギ（図1・19）、ハタケシメジ（図1・20）、ヤマブシタケ（図1・21）、バイリング（雪嶺茸《ゆきれいたけ》、図1・22）、ムキタケ（図1・23）など最近売られるようになったキノコもあります。みなさんは何種類のキノコを知っていますか。どれだけのキノコを食べたことがありますか。

キノコが私たちに親しまれ、生活に結びついていることは、私たちのまわりにキノコの形をしたおもちゃや民芸品（図1・24）、生活用品（図1・25）などがたくさんあることからもわかるでしょう。ゲームのキャラクターにもキノコが登場するくらいです。家の中やいろいろな店を見

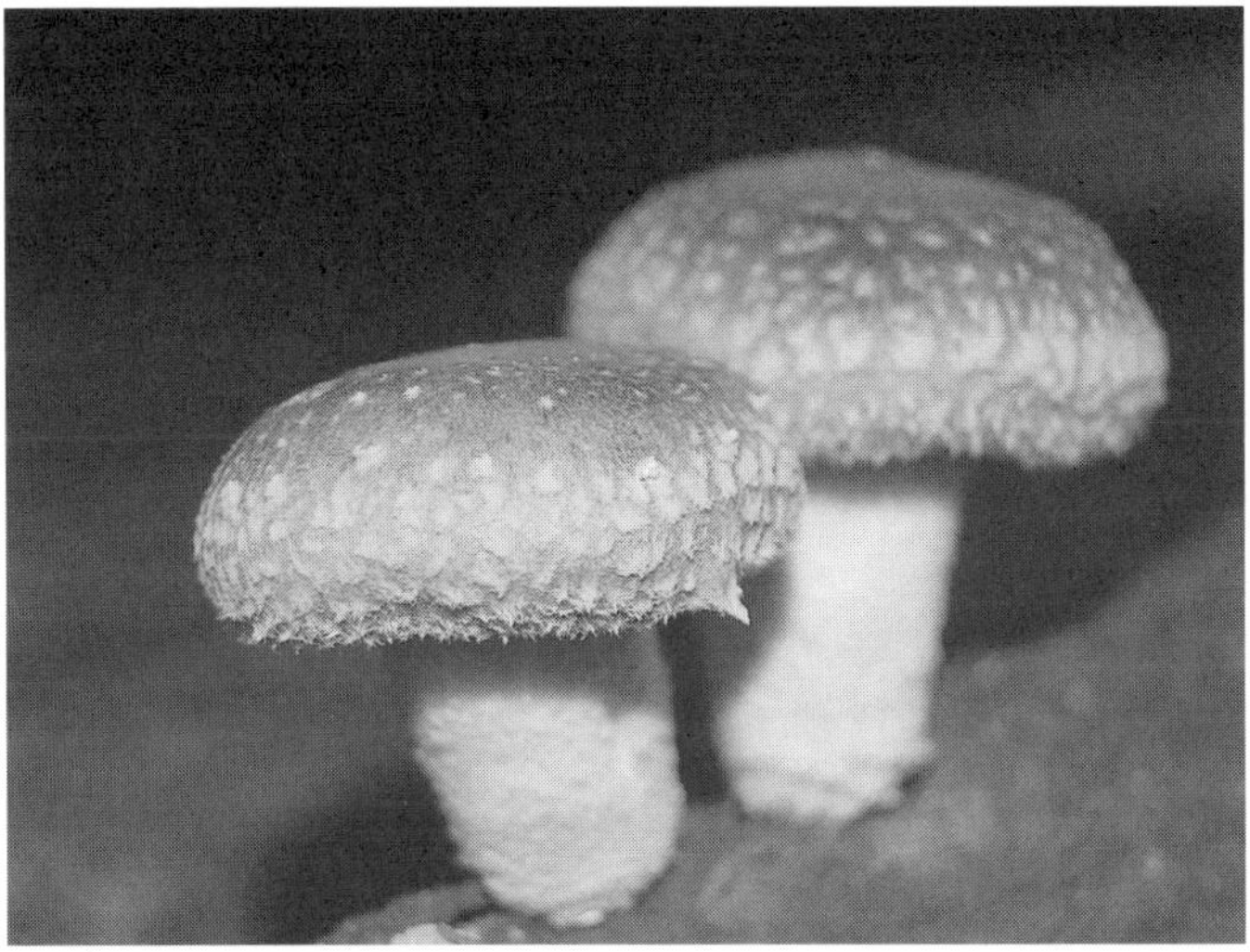

図1.14 シイタケ

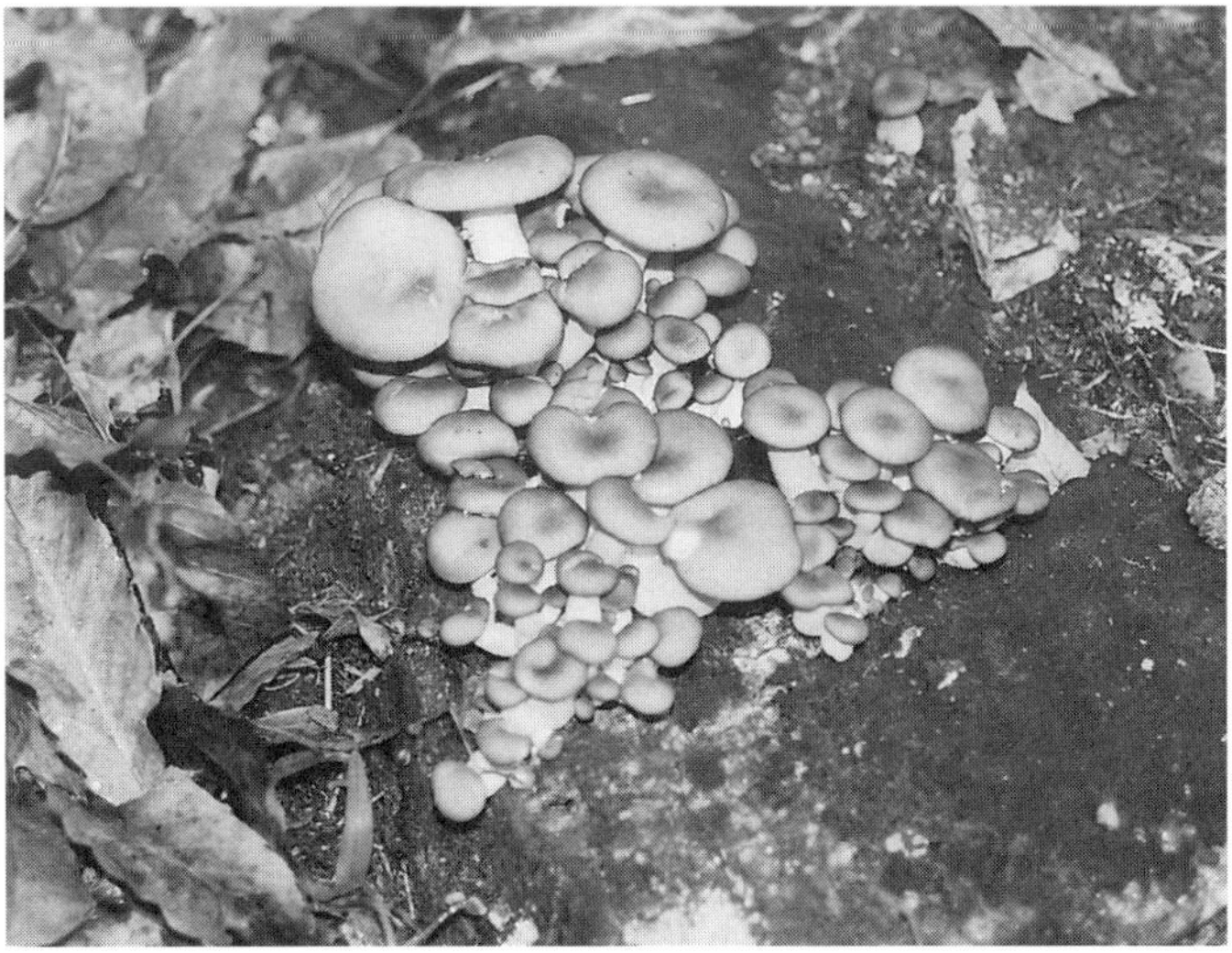

図1.15 ヒラタケ

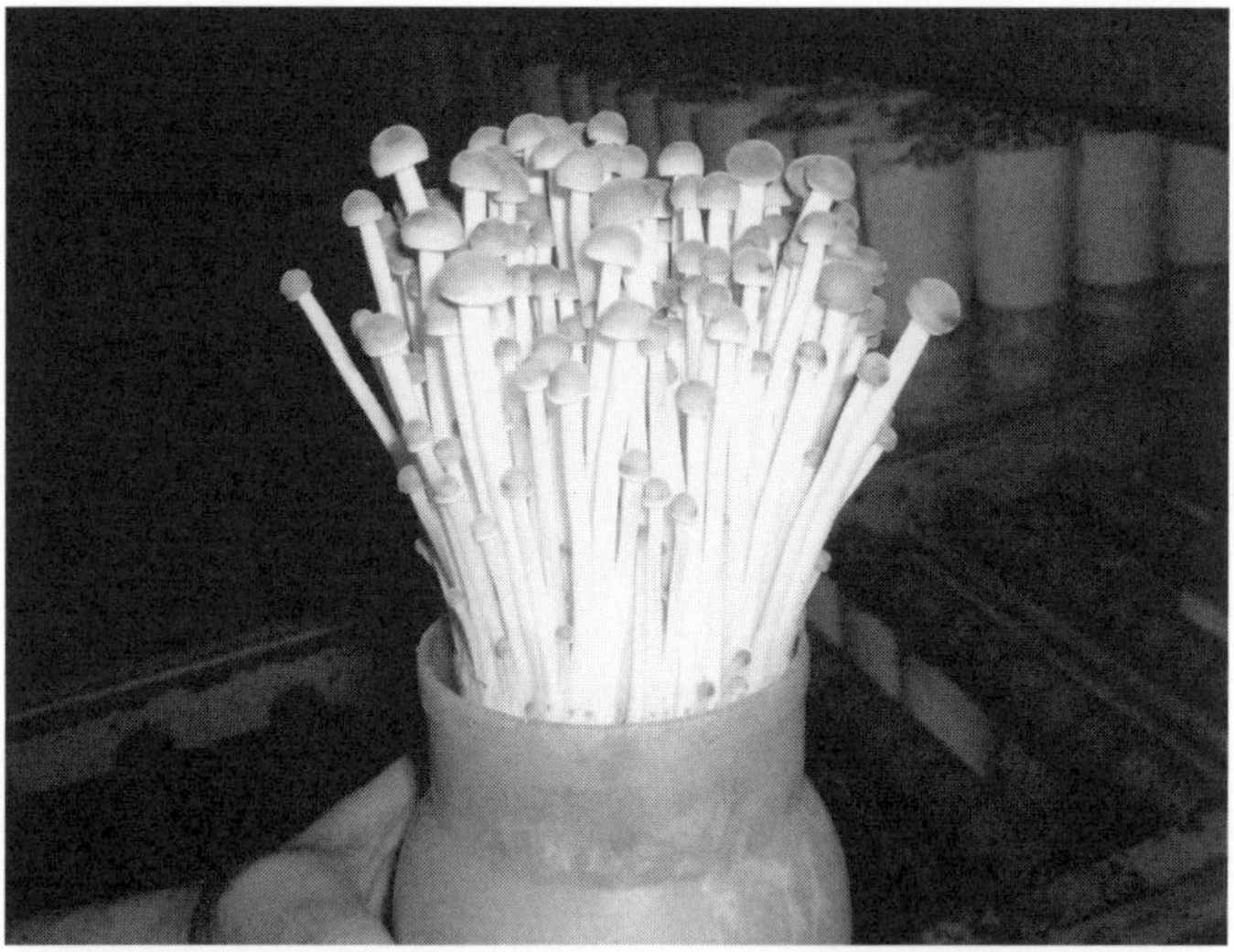

図 1.16 エノキタケ（ブラウン系）

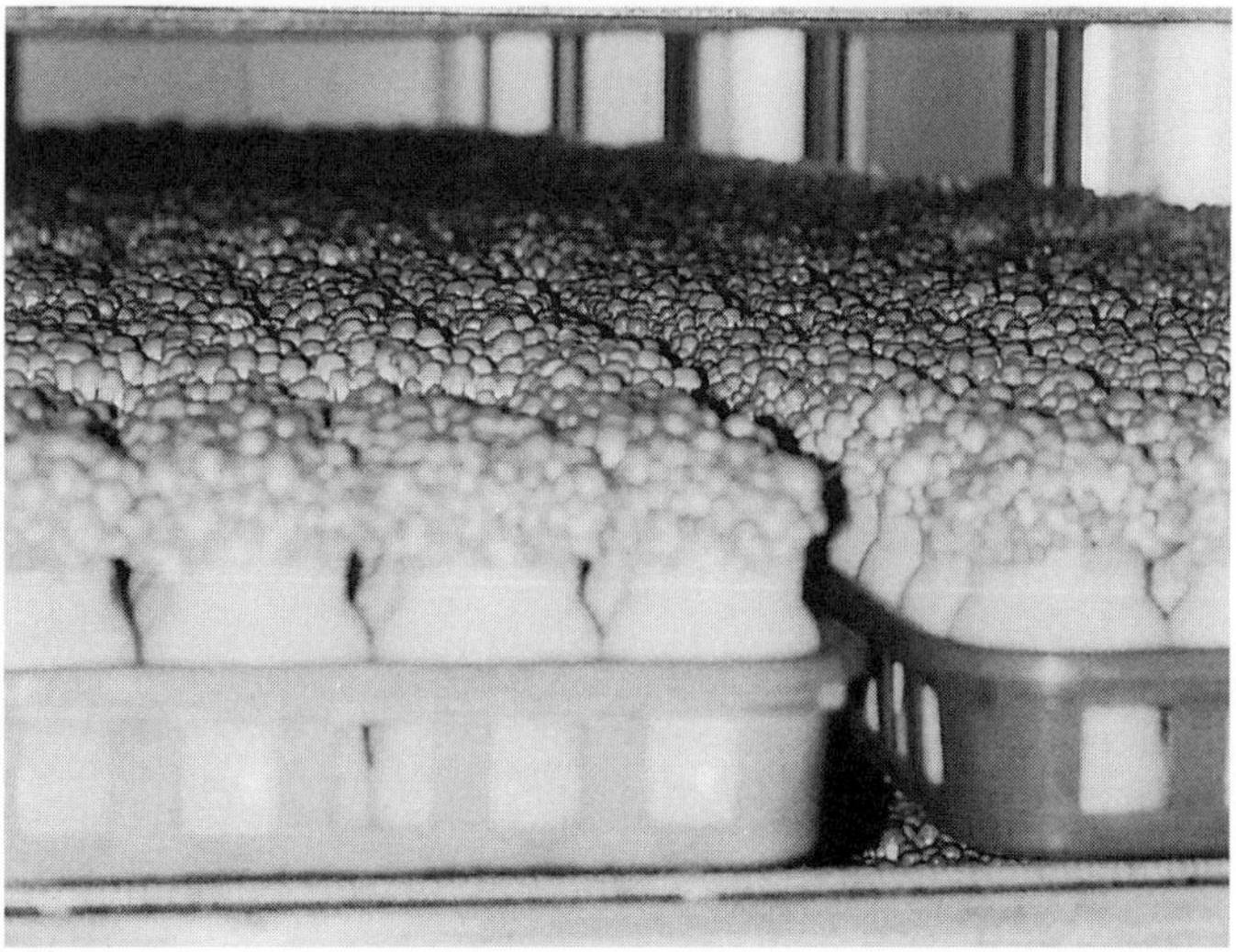

図 1.17 ナメコ

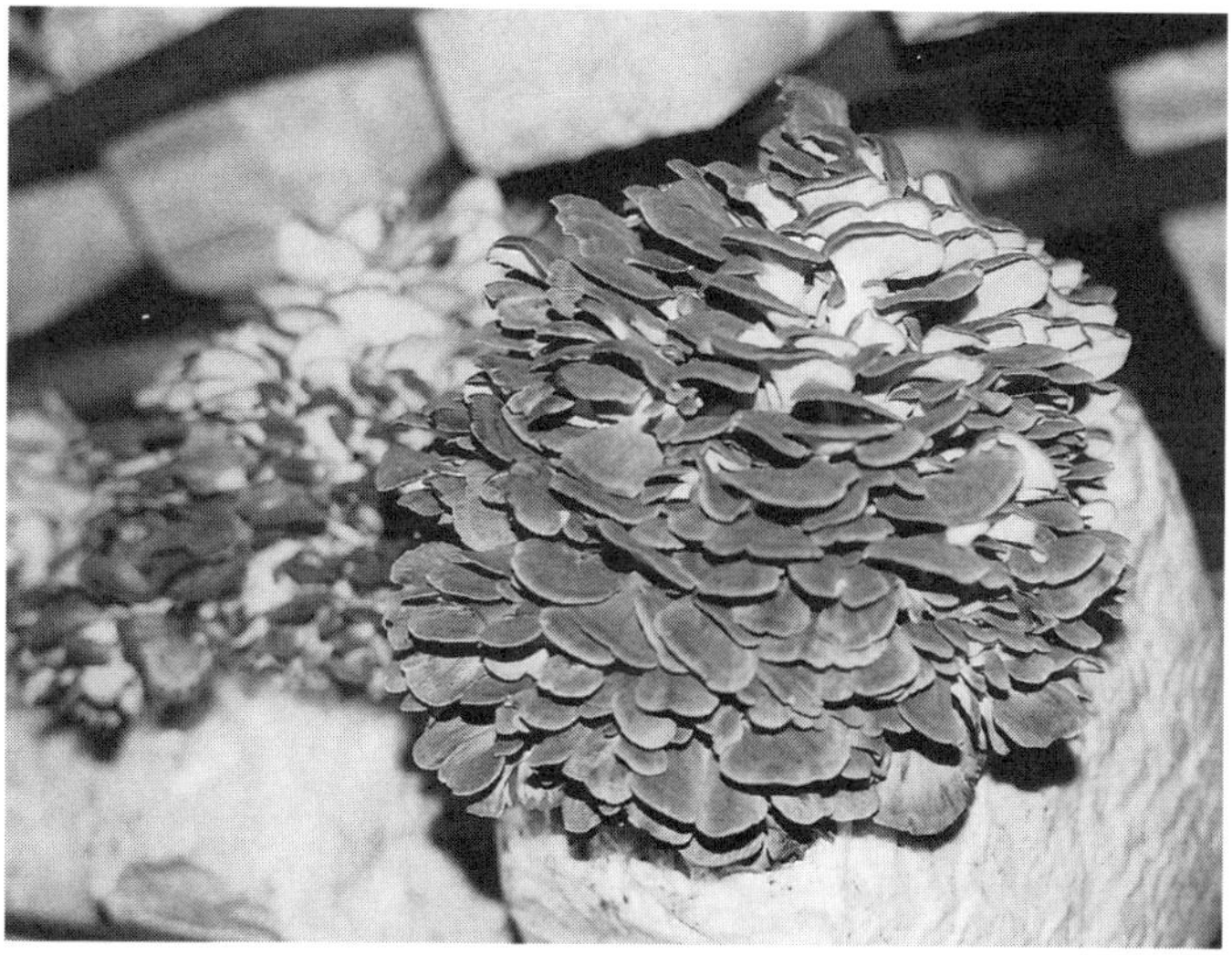

図1.18 マイタケ

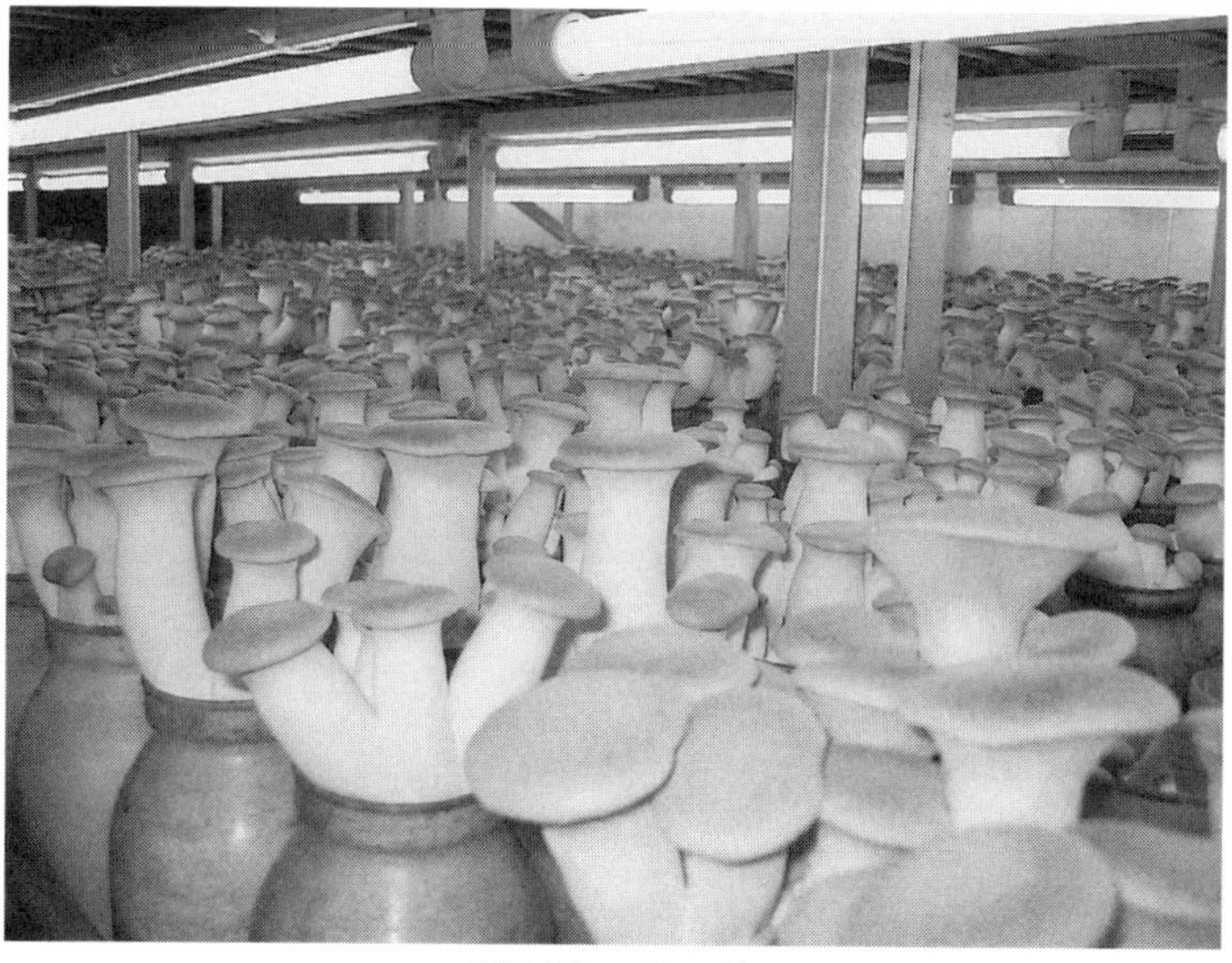

図1.19 エリンギ

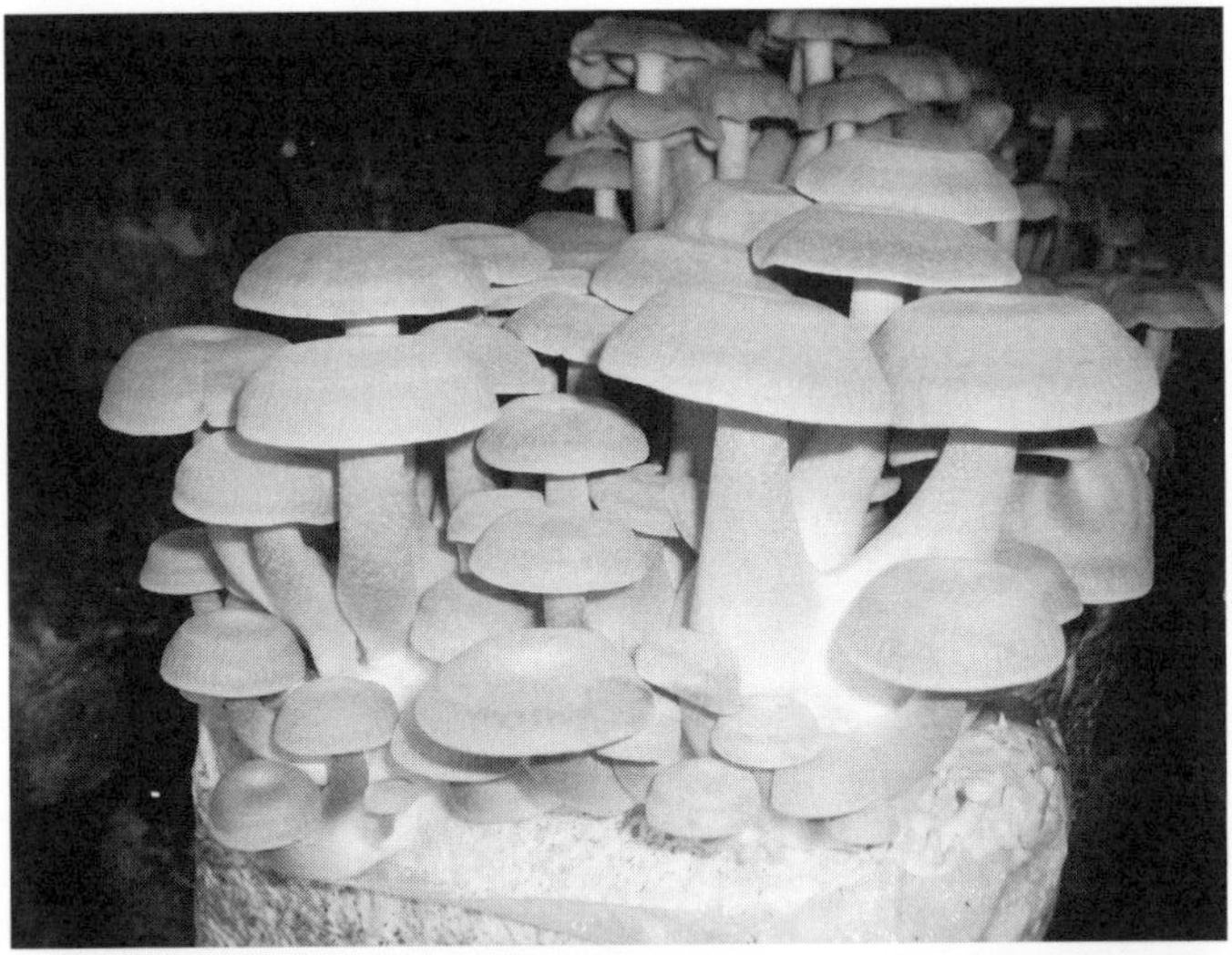

図 1.20 ハタケシメジ

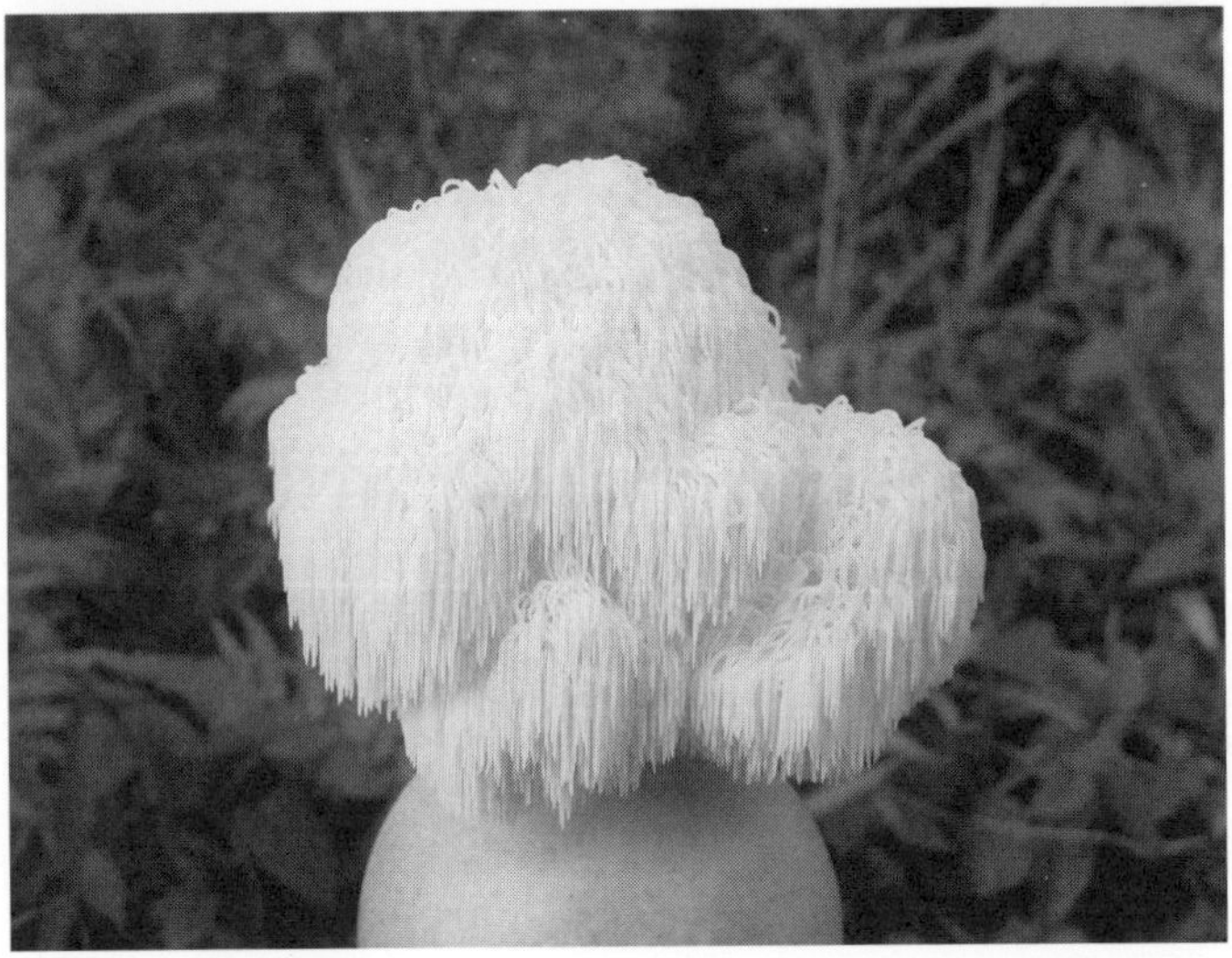

図 1.21 ヤマブシタケ

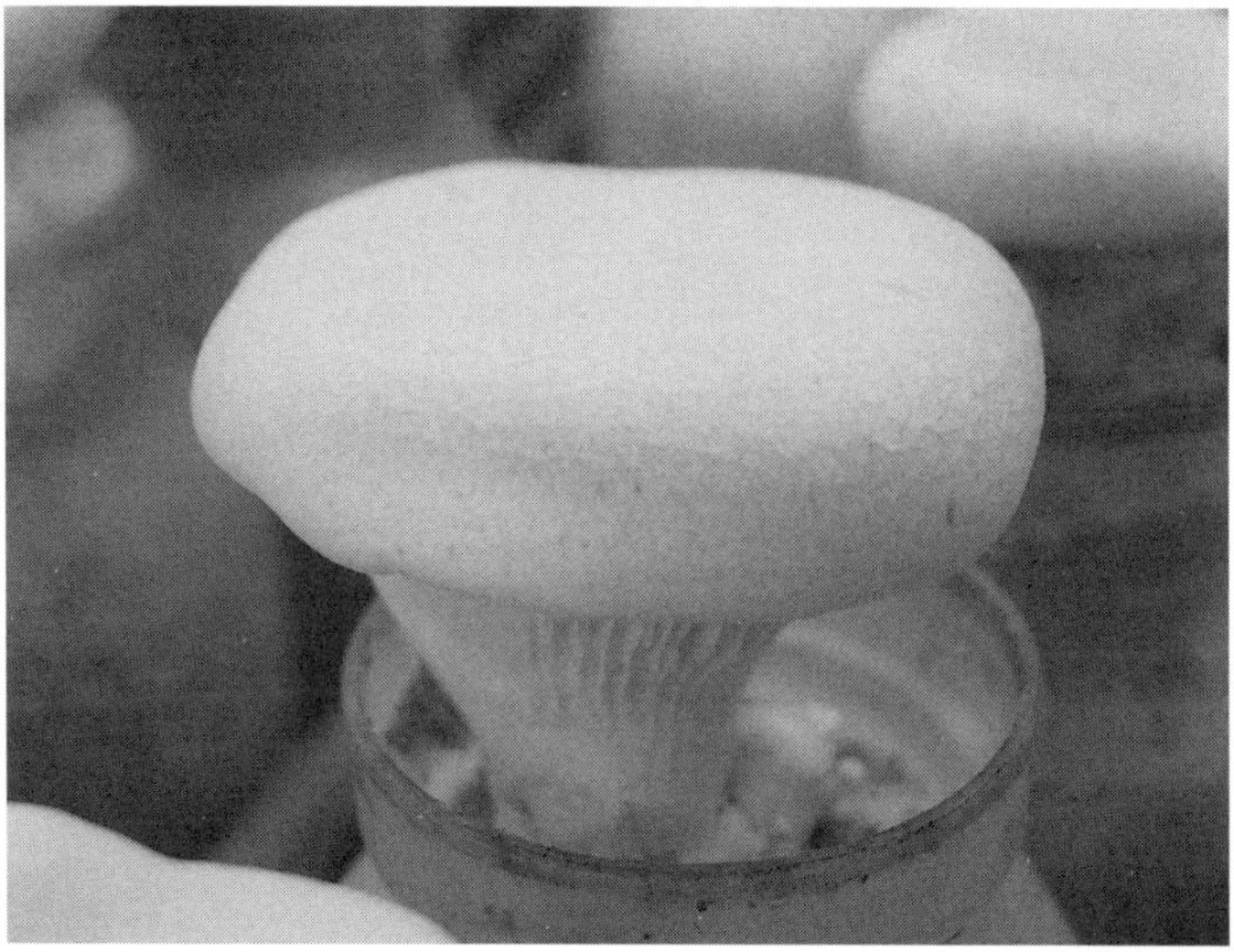

図1.22 バイリング（雪嶺茸）

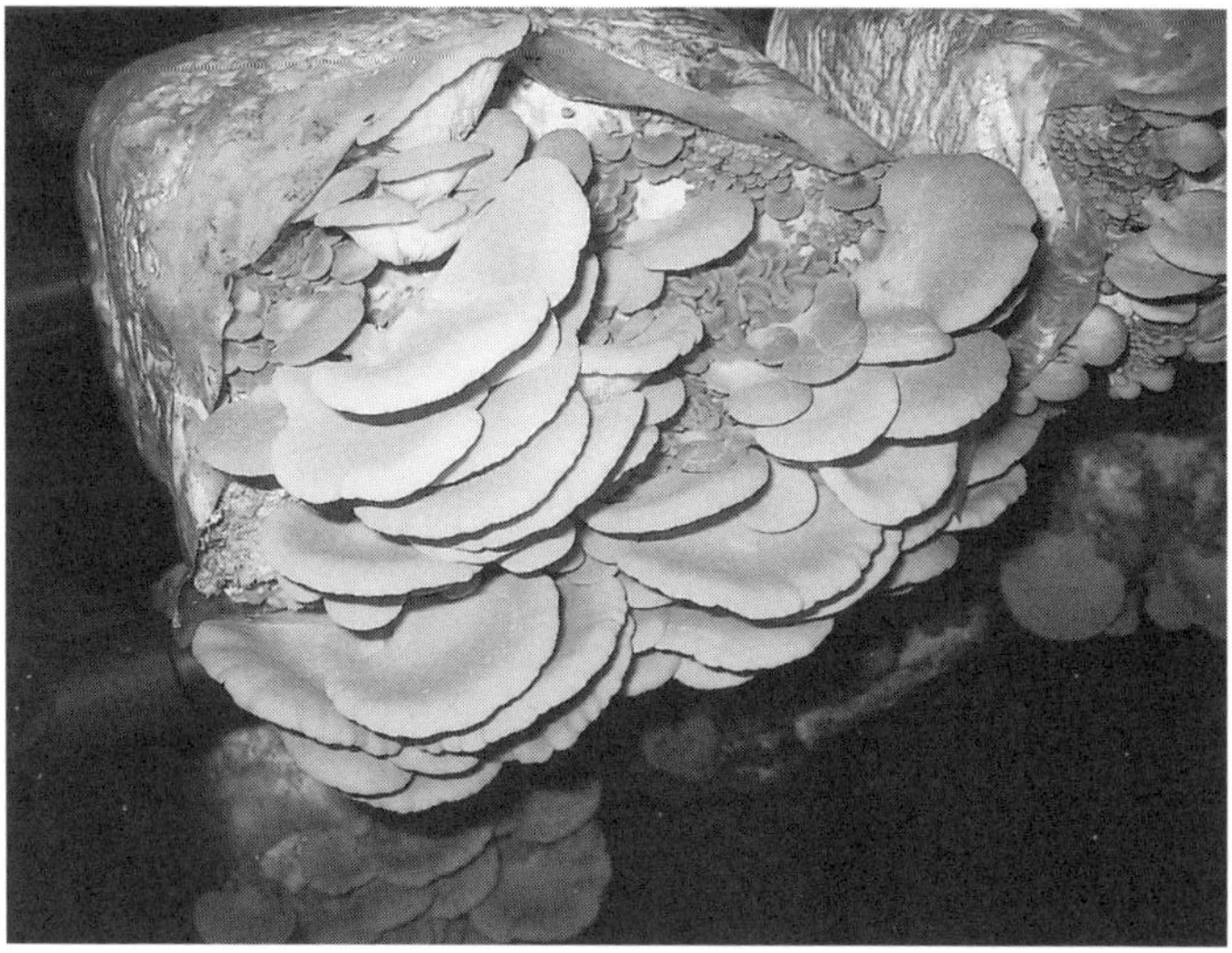

図1.23 ムキタケ

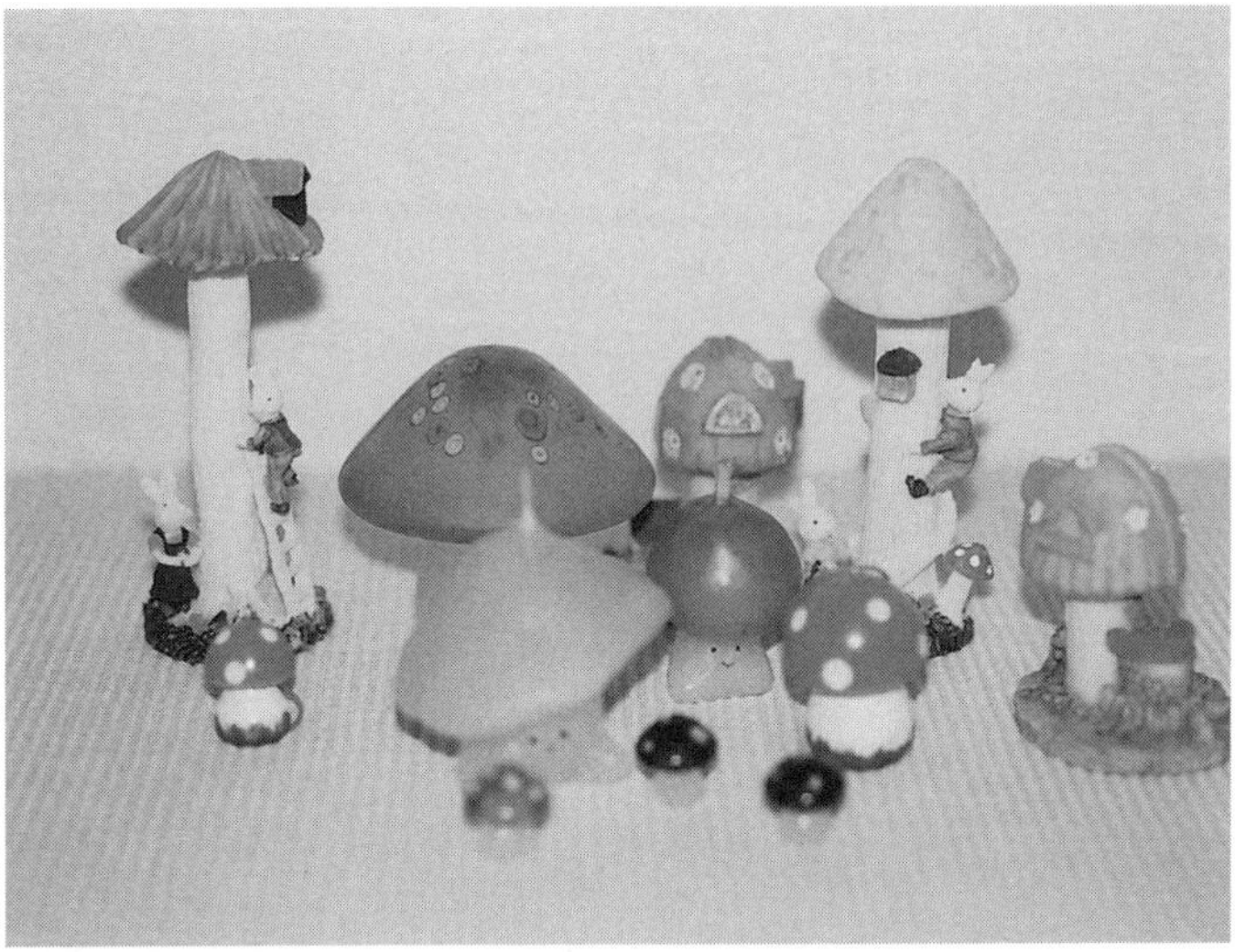

図 1.24 キノコをかたどった世界のおもちゃ

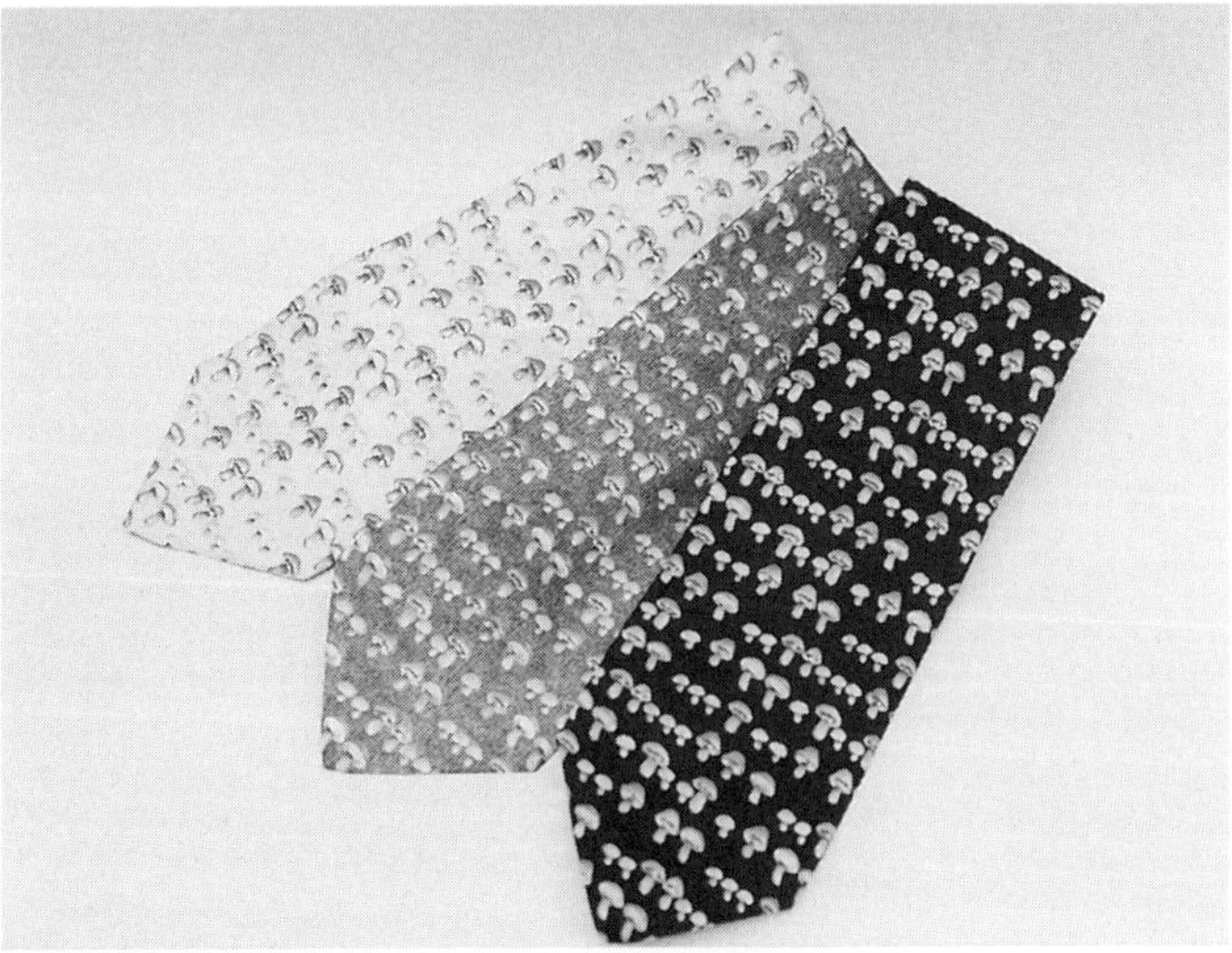

図 1.25 キノコがプリントされたネクタイ

て回り、身近なところにどのようなキノコグッズがあるのか、注意深く探してみてください。いくつキノコグッズを見つけられるでしょうか。

1・8　キノコの歴史

日本人がキノコを食べる習慣はかなり古く、縄文時代にはすでに食用としていた形跡があります。また、日本書紀や万葉集などの古い書物にもキノコを食べた記録が出てくることから、私たちは古くからキノコを食べていたようです。

その時代にはまだ自然に生えているキノコを採って食べていたと思いますが、今から三五〇〜四〇〇年前の江戸時代初期になって、シイタケを栽培するようになったことが記されています。キノコの人工栽培の始まりです。

本格的に人工栽培されるようになったのは昭和時代に入ってからです。キノコのもとになる種ごまが発明され、本格的な原木栽培も開始されました。

今日では栽培方法が工夫され、原木栽培よりも菌床栽培が中心になり、多くのキノコが私たちの食卓にのぼるようになりました（1・10節参照）。

1・9 キノコと健康

キノコは食物繊維やビタミン、ミネラルなどの栄養をたくさん含んでいる（表1・1）ものが多く、中には病気を治療する成分を含んでいるものもあるため、古くから薬として利用されてきました。中国ではチョレイマイタケ（図1・26）やブクリョウ（図1・27）、冬虫夏草、霊芝《れいし》やシロキクラゲなどのキノコが漢方薬や民間薬として珍重されています。二千年以上前の中国の皇帝、秦の始皇帝が探し出した不老長寿の薬が、実は霊芝だったとも伝えられているくらいです。

また、中国の書物に「シイタケは気を益し、飢えず、風邪を治し、血を破る」とシイタケが体の調子を整えることが書き記されています。私たちになじみの深いシイタケが、実は薬として使われていた時代もあるのです。

もちろん、日本でも一部のキノコを薬としていた歴史があります。ヨーロッパにおいても紀元一世紀のギリシャの医師がキノコの効果について記していることから、多くの国でキノコは健康のため利用されてきたようです。

現代においても、キノコは薬や健康食品として幅広く利用されています。たとえば薬局に行って、名前に「漢方」がついた薬の箱を見てみましょう。上述したチョレイマイタケやブクリョウ

表1.1 キノコの成分

	エネルギー	水分	たんぱく質	脂質	炭水化物	灰分	ナトリウム	カリウム	カルシウム	マグネシウム	リン	鉄	亜鉛	銅	マンガン	D	B_1	B_2	ナイアシン	B_6	C
	kcal	g					mg									μg	mg				
エノキタケ	22	88.6	2.7	0.2	7.6	0.9	2	340	Tr	15	110	1.1	0.6	0.1	0.07	1	0.24	0.17	6.8	0.12	1
キクラゲ	167	14.9	7.9	2.1	71.1	4	59	1000	310	210	230	35.2	2.1	0.31	6.18	440	0.19	0.87	3.2	0.1	5
クロアワビタケ	19	90.2	3.7	0.4	4.9	0.8	3	300	2	18	100	0.5	0.7	0.15	0.07	1	0.21	0.22	2.9	0.09	Tr
シイタケ(生)	18	91	3	0.4	4.9	0.7	2	280	3	14	73	0.3	0.4	0.05	0.23	2	0.1	0.19	3.8	0.11	10
シイタケ(乾)	182	9.7	19.3	3.7	63.4	3.9	6	2100	10	110	310	1.7	2.3	0.5	0.87	17	0.5	1.4	16.8	0.45	0
ハタケシメジ	18	90.3	3.1	0.2	5.6	0.8	5	280	1	9	70	0.6	0.4	0.14	0.17	1	0.12	0.49	6.1	0.12	0
ブナシメジ	18	90.8	2.7	0.6	5	0.9	3	380	1	11	100	0.4	0.5	0.06	0.12	2	0.16	0.16	6.6	0.08	7
ナメコ	15	92.4	1.7	0.2	5.2	0.5	3	230	4	10	66	0.7	0.5	0.11	0.06	Tr	0.07	0.12	5.1	0.05	Tr
エリンギ	24	87.5	3.6	0.5	7.4	1	2	460	1	15	120	0.3	0.7	0.15	0.07	2	0.14	0.28	8.1	0.18	0
ヒラタケ	20	89.4	3.3	0.3	6.2	0.8	2	340	1	15	100	0.7	1	0.15	0.16	1	0.4	0.4	10.7	0.1	10
マイタケ	16	92.3	3.7	0.7	2.7	0.6	1	330	1	12	130	0.5	0.8	0.27	0.05	3	0.25	0.49	9.1	0.07	0
マッシュルーム	11	93.9	2.9	0.3	2.1	0.8	6	350	3	10	100	0.3	0.4	0.32	0.04	1	0.06	0.29	3	0.11	1

Tr：微量

「五訂増補日本食品標準成分表」を参考に作成

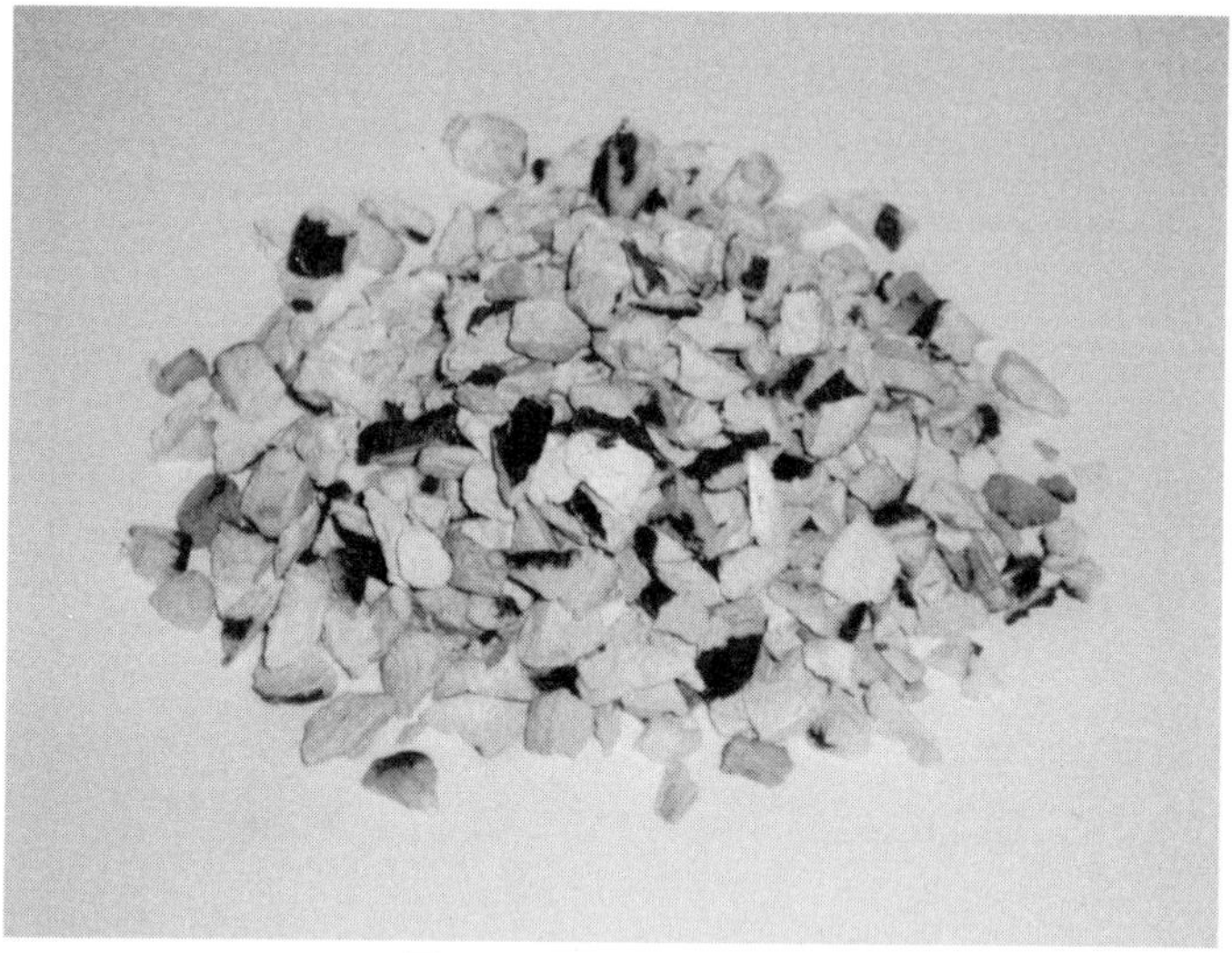

図 1.26 チョレイマイタケ

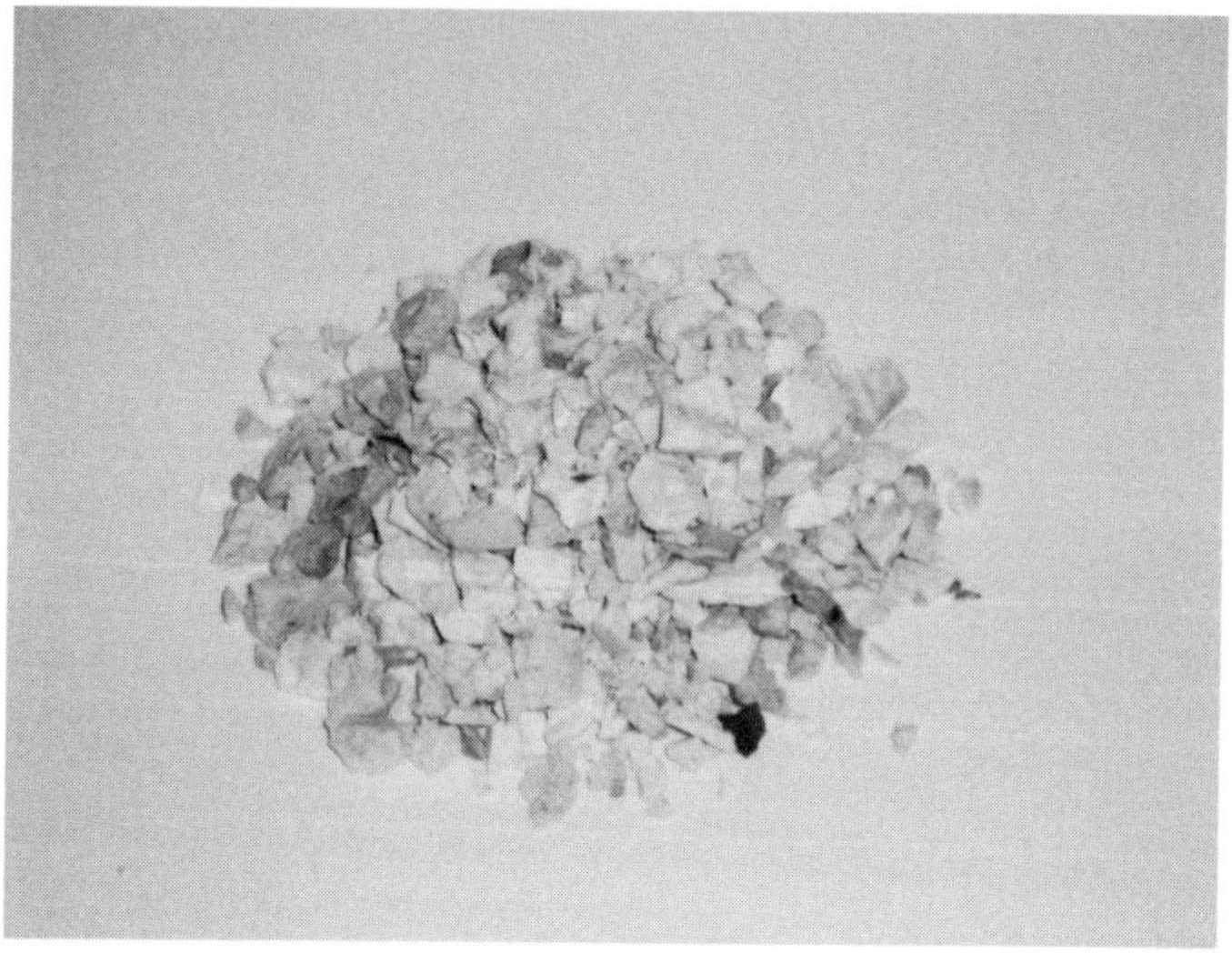

図 1.27 ブクリョウ

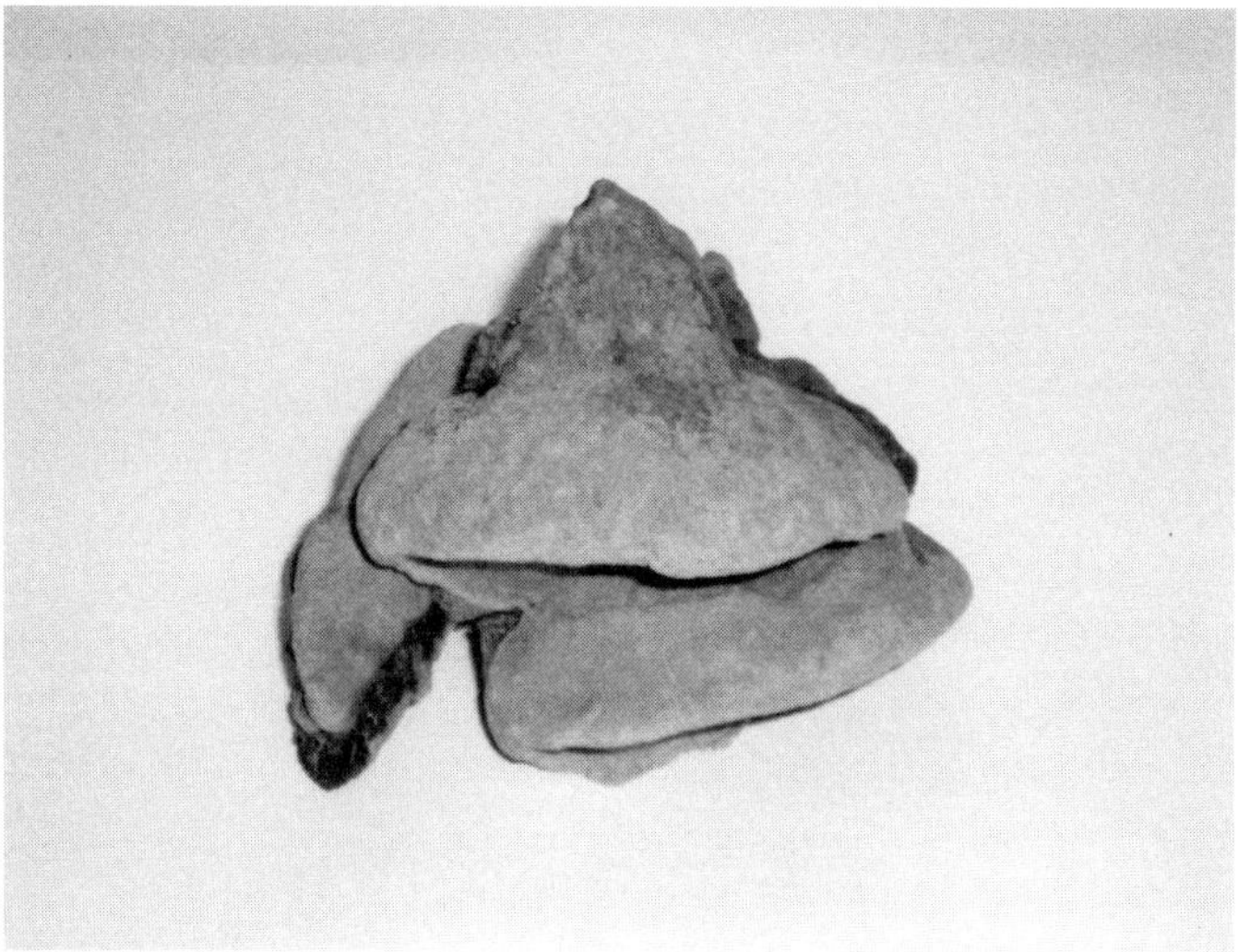

図1.28 メシマコブ

が含まれる漢方薬があるはずです。医学的にもキノコの成分が病気の予防や改善のための物質として認められている証拠ということでしょう。最近では、ブラジル原産のヒメマツタケ（学名＝アガリクス・ブラゼイ、商品名ではアガリクス茸とも呼ばれている）、ハタケシメジ、ヤマブシタケ、メシマコブ（図1・28）、カバノアナタケ（図1・29）などのキノコが健康食品としてブームになっています。

さらに、キノコの中には、ガンの治療薬として西洋医療でも認められ薬として日本においても医師が処方するものがあります。カワラタケを原材料とするクレスチン、スエヒロタケを原材料とするシゾフィラン、シイタケを原材料とするレンチナンなどです（第3章参照）。また、これら医薬品の原材料として利用されるキノコ

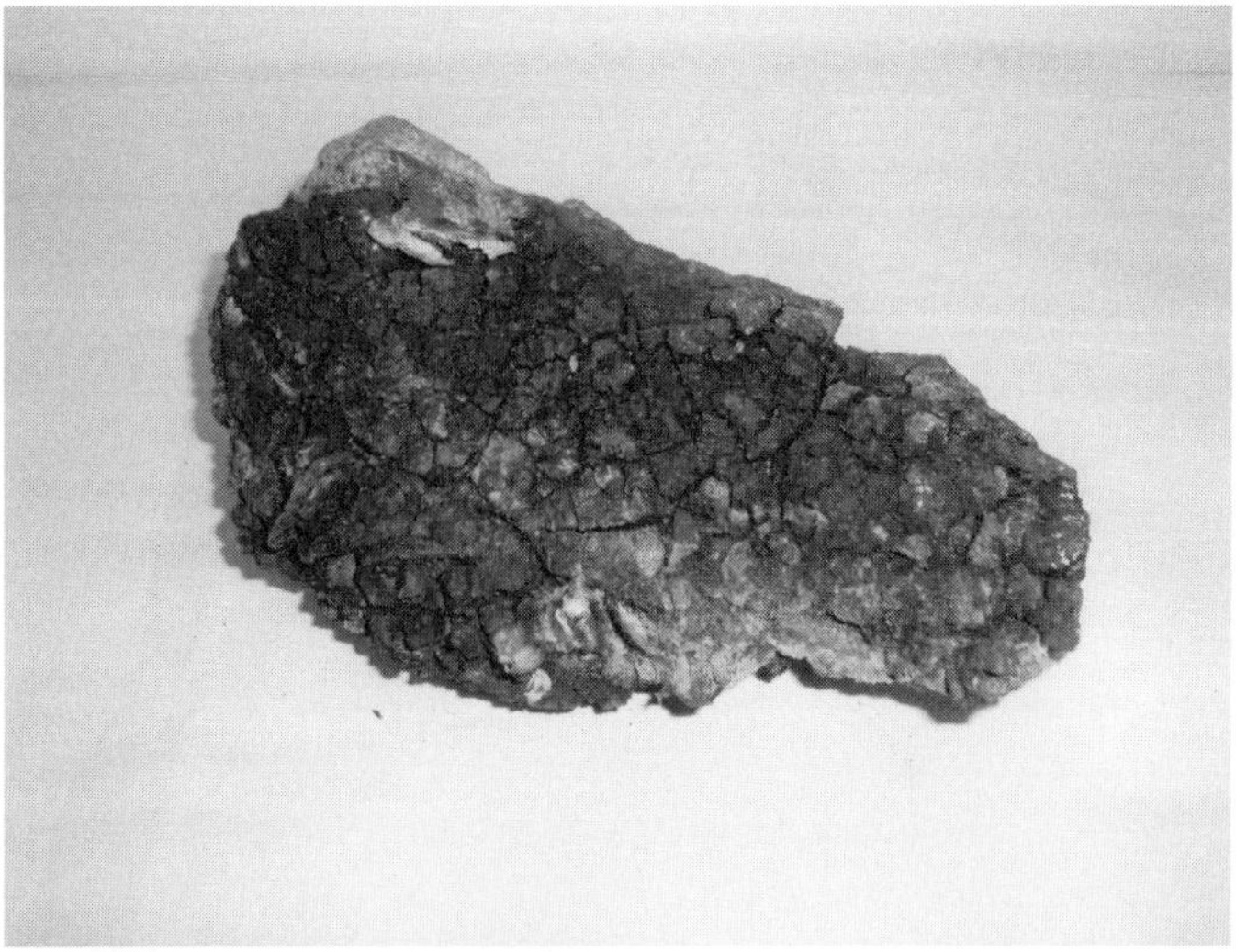

図 1.29 カバノアナタケ

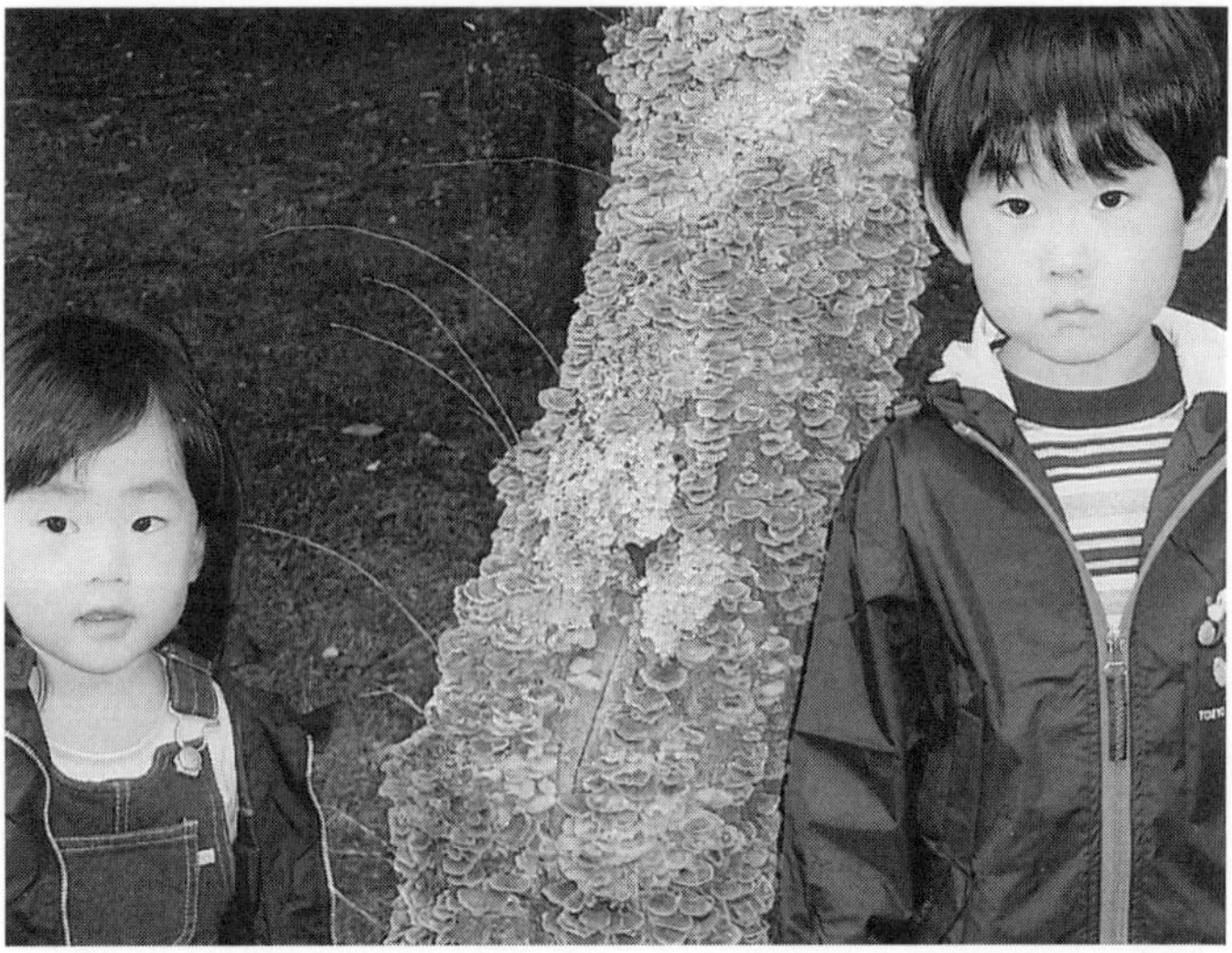

図 1.30 カワラタケ

を日常生活の中で副作用なく生活習慣病の予防や治療に有効に利用できるよう科学的に解析したり、成分を同定するとともに、成分育種を現実のものとして開発するプロジェクトなどがカワラタケ（図1・30）やシイタケでは実施されており、その研究成果には世界の人々が注目しています。

キノコは健康社会の建設のための天然物質として無限の力を有していると考えられます。

健康に役立つキノコの成分

キノコは食物繊維やビタミンなどの栄養を豊富に含んでいます。特に、野菜にはあまり含まれていないビタミンDを多く含む種類があります。ビタミンDはカルシウムの吸収に欠かせないビタミンであり、骨を丈夫にする働きがあります。骨の丈夫さを表す骨密度は三〇歳なかばくらいから低下していきます。この骨密度が限界になると骨が折れやすくなる骨粗鬆症という病気になってしまいます。年をとって骨がもろくなる骨粗鬆症の予防にも役立つ機能性成分として注目されています。

特に乾《ほし》シイタケは生《なま》シイタケの約九倍ものビタミンDが含まれています。これは乾すことにより、シイタケに含まれるエルゴステロールという物質がビタミンDに変化するためです。一日に二枚の乾シイタケを食べれば、一日分のビタミンDがまかなえる計算になります。骨太で健康な体を維持するために、シイタケをはじめとしたキノコを食事の中に取り入れることは重要です。

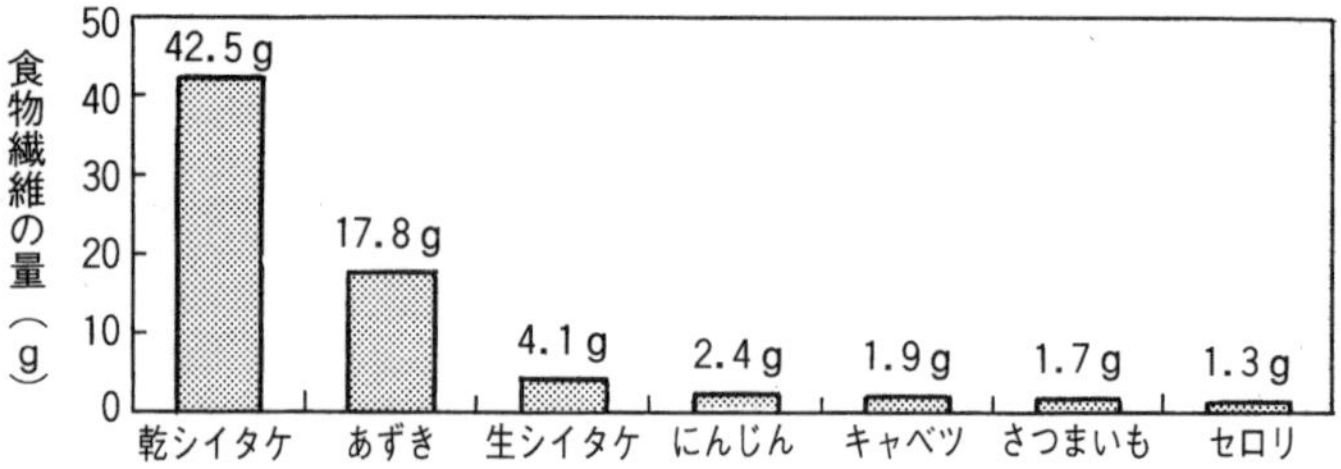

図 1.31 食べられる部分 100g 中の食品に含まれる食物繊維の量

また、日本人に不足気味といわれる食物繊維は、血液中の過剰なコレステロールなどの数値を下げる効果があります。キノコの体は多糖類などがしっかりと絡み合って構成される細胞壁を持っています。この細胞壁の成分は、私たち日本人の食生活では不足気味な食物繊維であり、同じ重さで比べるとシイタケにはニンジンやキャベツのおよそ二倍の食物繊維を含んでいます（図1・31）。食物繊維は腸の働きに必要な細菌を増やしお腹の調子を良くして、栄養成分を体内に吸収しやすくしたり、余剰な脂質を便とともに体外に排泄する機能性成分として役立っています。健康的なダイエットにピッタリの食べ物ということもできるでしょう。体の中の掃除屋としての役割を持っているキノコをたくさん食べることによって、ニキビや肌あれの原因になる便秘を予防することができるでしょう。

さらに、キノコには食物繊維やビタミンなどの栄養だけでなく、薬となる成分を含んでいるものがあります。私たちが普段食べているシイタケには、エリタデニンという成分が含まれていて、コレステロール値や血圧を下げることがわかっています。エノキタケに含まれるフ

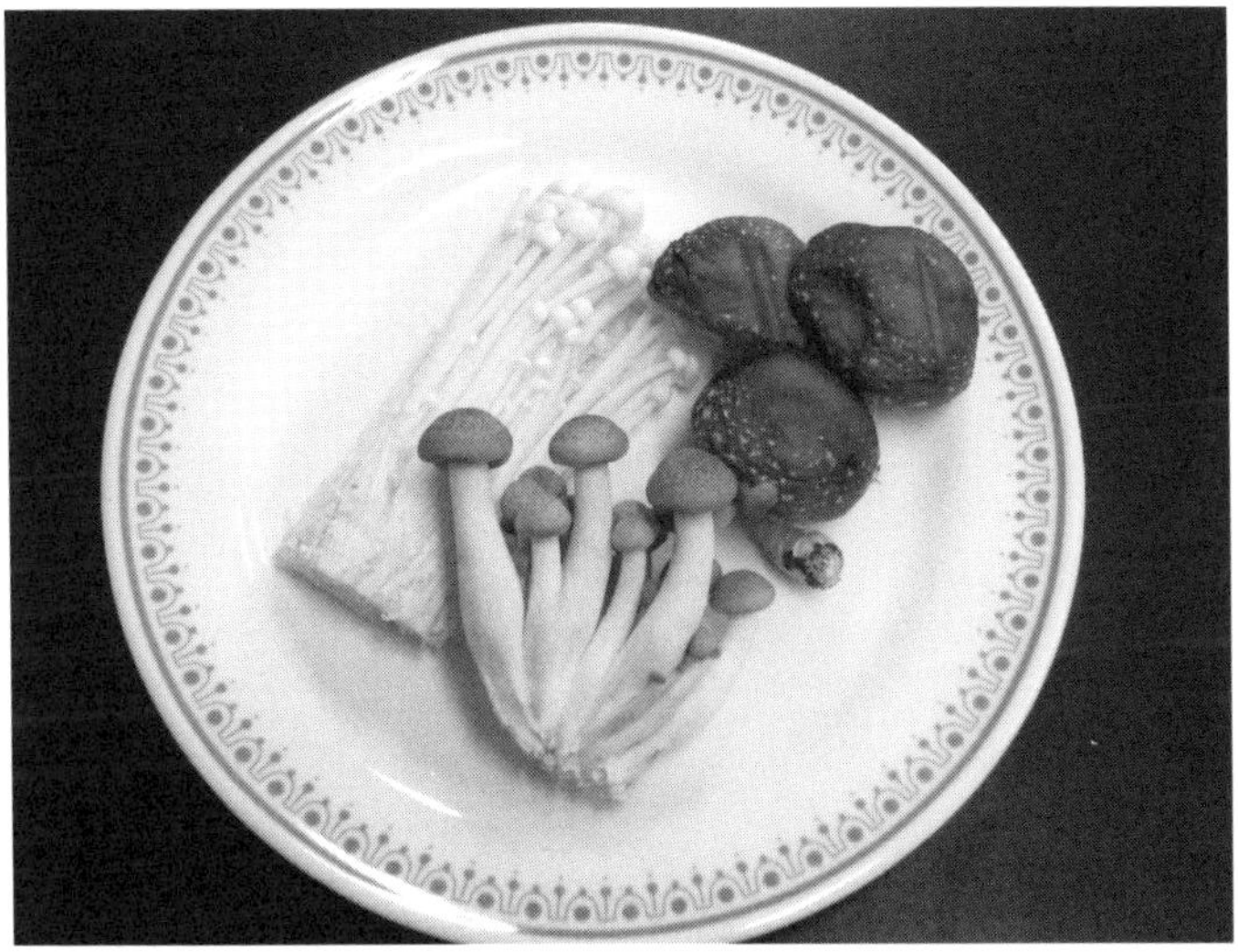

図 1.32 50 グラムのキノコ量

ラムトキシンという物質は心臓を強くする働きがあります。カワラタケを原料に作られたクレスチンをはじめ、レンチナン、シゾフィランが制ガン剤として開発され、実際に医療現場で使われていることは先に述べた通りです。

キノコで有効な機能性効果を発揮することのできる一日摂食量は、どのくらいの量でしょうか。一般的な生のキノコの状態であれば、二五〜一〇〇グラム程度を毎日摂食すればよいと考えられます。シイタケ、エノキタケ、ブナシメジの生をそれぞれ五〇グラムにしたものを示しました（図１・32）。それぞれ一日の食事として食べる量としては多くないものと思います。一日の三度の食事に、上手にキノコを取り入れて健康と美容の増進を図ってみてはいかがでしょうか。

予防効果を高める食べ方としては、収穫後時間がたつと有用成分が減少するものもあることから、生産地と消費地が近い国産品を鮮度の良いうちに利用することです。さらに調理時には、キノコの有用成分が水に溶け出てしまうので水洗いせず、汚れは濡れタオルや指でとることです。また、加熱し過ぎないことが重要であり、煮たり炒めたりするときには、最後にキノコを加えることが良いでしょう。キノコ汁や鍋にキノコを入れた際には、残り汁で雑炊を作るなどして汁に溶け出した栄養機能成分まで摂食することが理想的です。

具体的な料理を簡単にご紹介します。和洋懐石創作料理人であるとともに、病気の予防や改善のための創作料理を生み出す料理人として注目されている遠藤定義シェフが、新鮮な素材のキノコを使って最小限の調理加工法で作ったいくつかの品です。キノコのブルスケッタ（図1・33）、キノコと鴨肉のソテー（図1・34）、キノコとカキの昆布蒸し（図1・35）、キノコのサラダ（図1・36）、キノコと魚介類の包焼きエリンギソース（図1・37）です。これらの料理は、時間をかけずに作ることができるものなので、読者もチャレンジしてみてください。

また、東京恵比寿には山岡昌治シェフのレストランマッシュルームがあり、世界各国のおいしいキノコがフレンチ料理として彩りよく創作して提供されます。一年を通してキノコが主役として料理される有名なレストランです。山岡シェフは、キノコをこよなく愛し、店内には数多くのユニークなキノコグッズがセンス良く展示されており、美術館のような感覚で目を楽しませてく

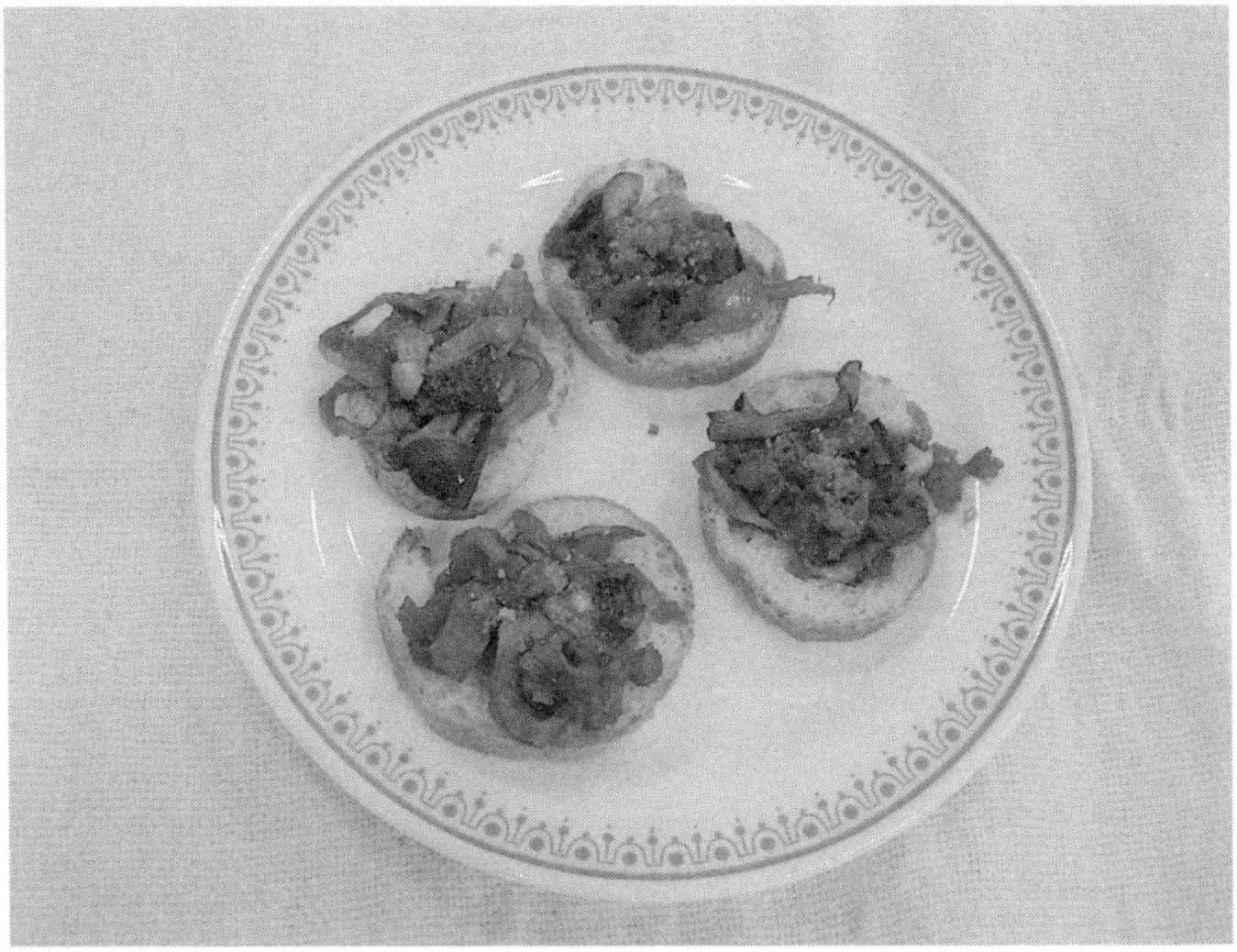

図1.33 キノコのブルスケッタ

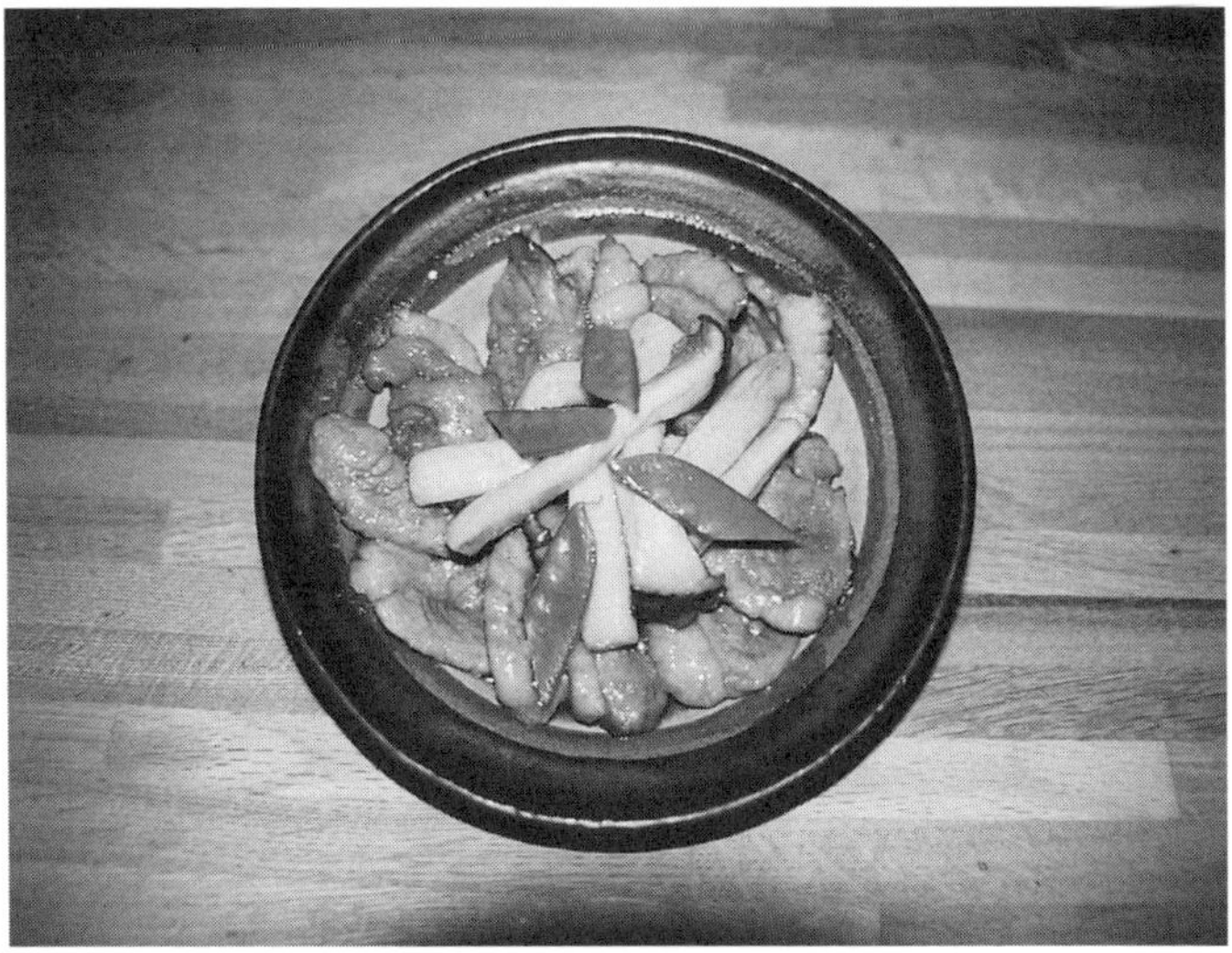

図1.34 キノコと鴨肉のソテー

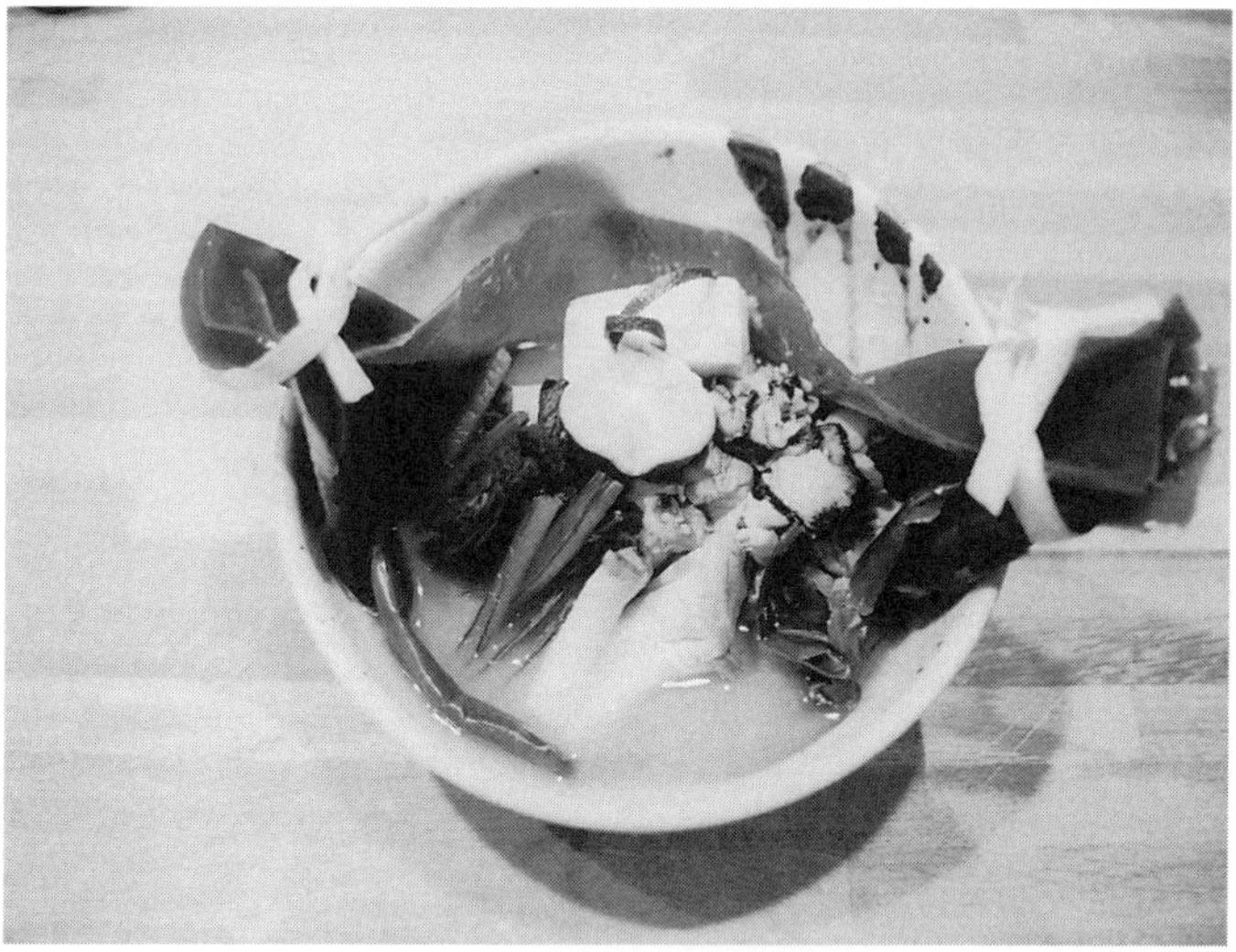

図 1.35 キノコとカキの昆布蒸し

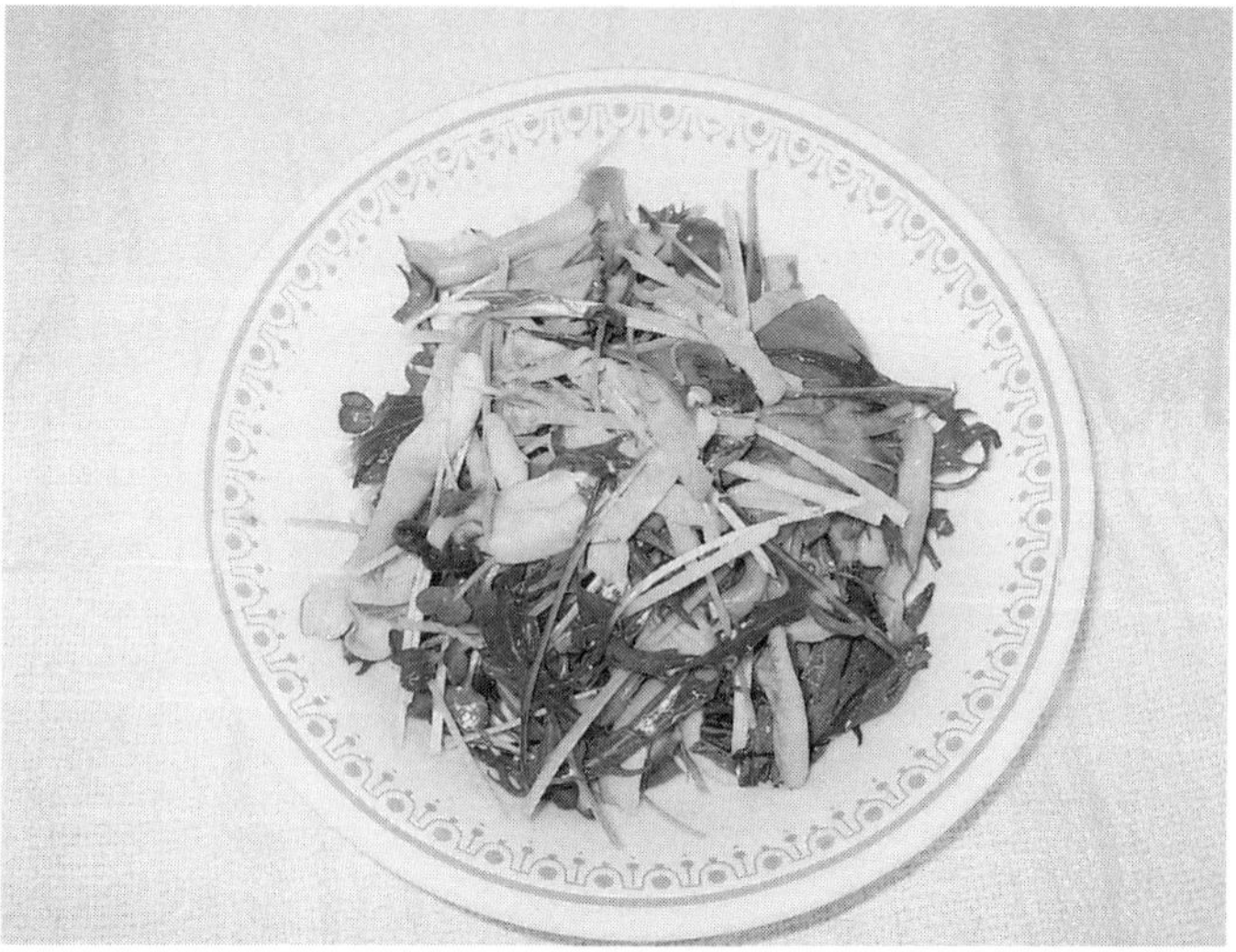

図 1.36 キノコのサラダ

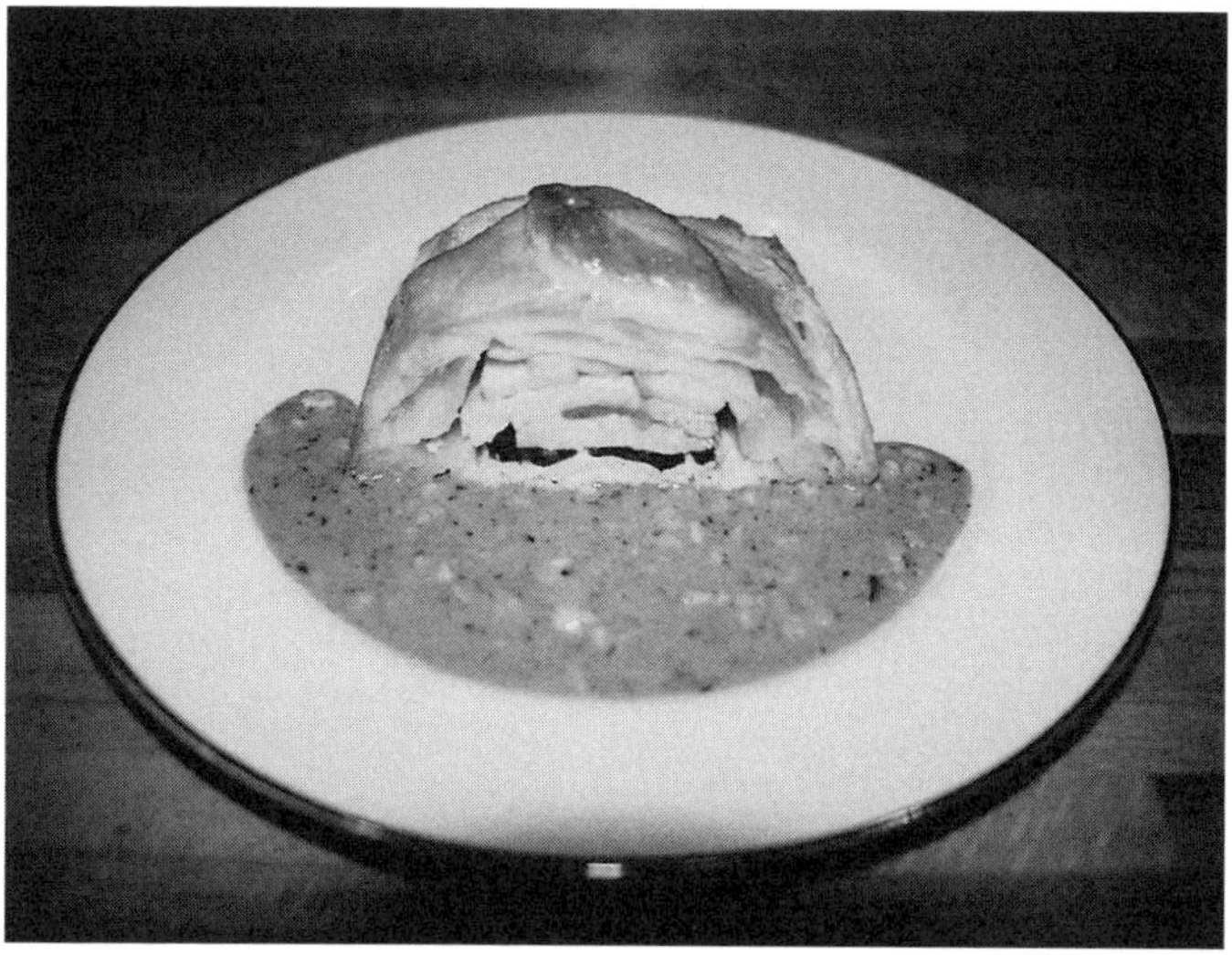

図 1.37 キノコと魚介類の包み焼きエリンギ・ソース

れます。これも、すばらしいキノコ料理をいただくときの重要な要素となっています。

スーパーなどでは、多くのキノコの種類が販売されています。マツタケを除く他の人工栽培が確立されたキノコには旬など特にありません。健康や美容の増進を目的として、多くのキノコを通年でうまく利用していただければ、キノコの研究者としてもうれしい限りです。

免疫を高めるキノコの効果

私たちのまわりには目に見えないウイルスや細菌、有害な物質などが存在しています。これらの物質は、私たちの体の中に侵入しようとしています。しかし、このような環境の中でも私たちが健康でいられるのは、人間の体にウイルスや細菌などの外敵から体を守る免疫という仕組みが備わっているからなのです。

体の中に入ったウイルスや細菌などの抗原は、T細胞やナチュラルキラー（NK）細胞などの働きによって、抗原に乗っ取られた細胞を殺してしまいます。免疫力が高いほど、ウイルスや細菌に感染しにくくなるのです。カワラタケ、マイタケ、シイタケ、ヒメマツタケ、ハタケシメジ、ヤマブシタケなどのキノコの仲間には、免疫力を高める働きを持つものが非常に多いといえるでしょう。免疫力の働きを高めることは多くの病気への抵抗力をつけることになります。

キノコは糖タンパク質という物質を含んでいます。中でも、カワラタケやヒメマツタケの持つ糖タンパク質には、体の免疫力を高め、ガンを予防したり、ほかの病気の感染を予防する抵抗力を高めることが臨床試験からわかっています。糖タンパク質は直接ガン細胞を攻撃するのではなく、T細胞やNK細胞の働きを高め、ガンなどの病気にかからないようにする働きを持っているのです。

生活習慣病への効果

肥満は、高血圧や糖尿病、高脂血症などの生活習慣病の原因となりますが、キノコはこの肥満の予防にも効果があることがわかりました。高脂血症にかかったラットに乾燥したキノコの粉末を煮出した液を与えたところ、血液中や肝臓に沈着する脂肪が減る（図1・38）という研究結果が確認されています。反対に、与えなかった場合は体重が増え、脂肪の量も増えていました。体から脂肪を排泄する働きは、カワラタケ、ハタケシメジ、ヒメマツタケ、バイリング、ヤマブシ

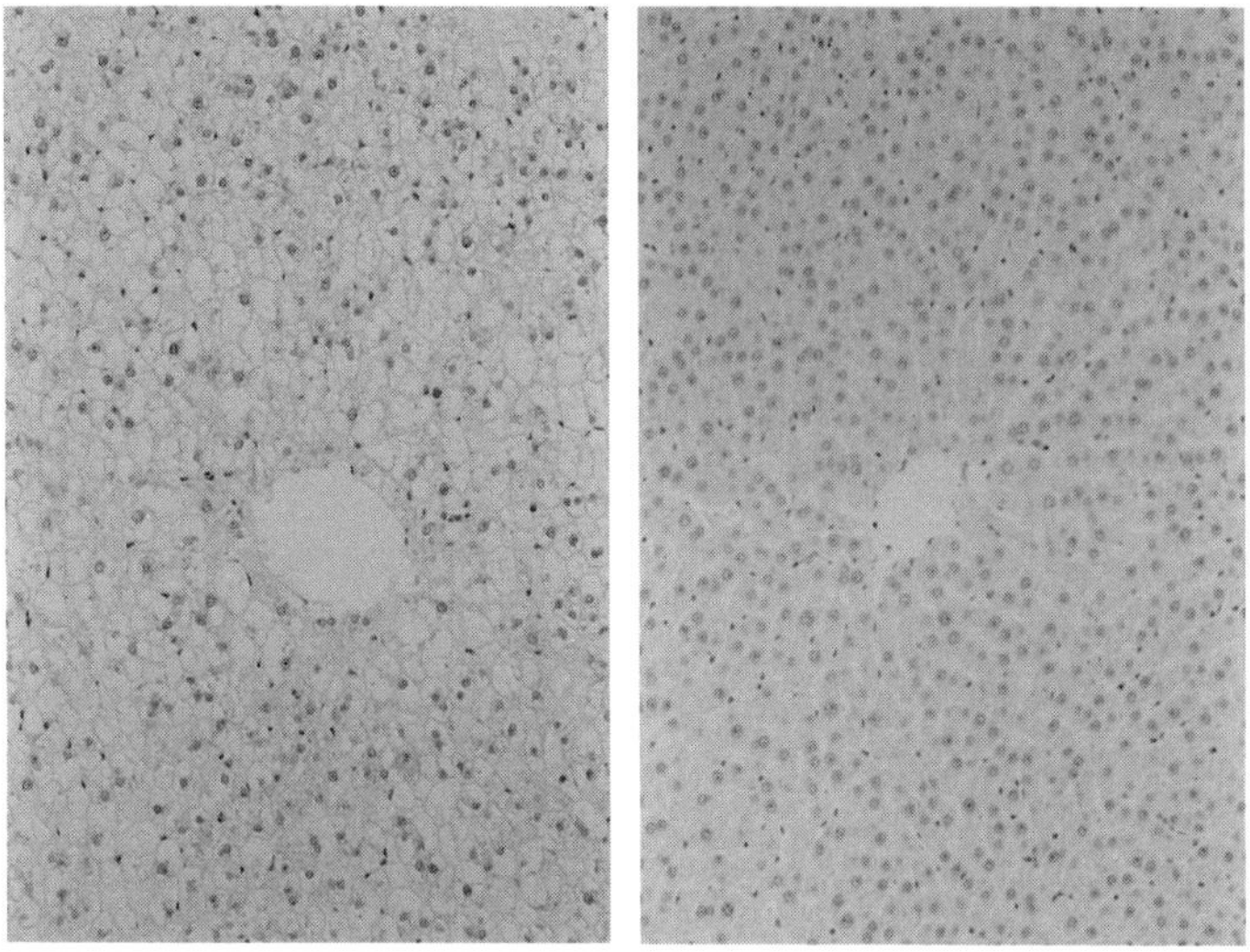

図1.38 キノコの抽出液の飲用によって改善される脂肪肝
（左：飲用せず、右：飲用）

タケ、メシマコブ、エリンギなどでも証明されていて、生活習慣病の予防にキノコの効果が期待されています。

高血圧は血圧が高くなる病気で、脳血管の病気や心臓病の原因となります。カワラタケ、マンネンタケ、ヒメマツタケ、エリンギ、バイリング、エノキタケなどのキノコは、血圧を下げる働きが明らかになっています。ヒトの高血圧症に類似した本態性高血圧動物を用いた実験では、上述のキノコの煮だし液をそれぞれ与えると、一定の値まで血圧が下がる効果があることがわかりました。しかも、正常な血圧のラットに同じものを与えても、影響を与えず、高血圧のラットだけに効果があることもわかりました（図1・39）。

また、糖尿病の改善効果としても、ヒメマ

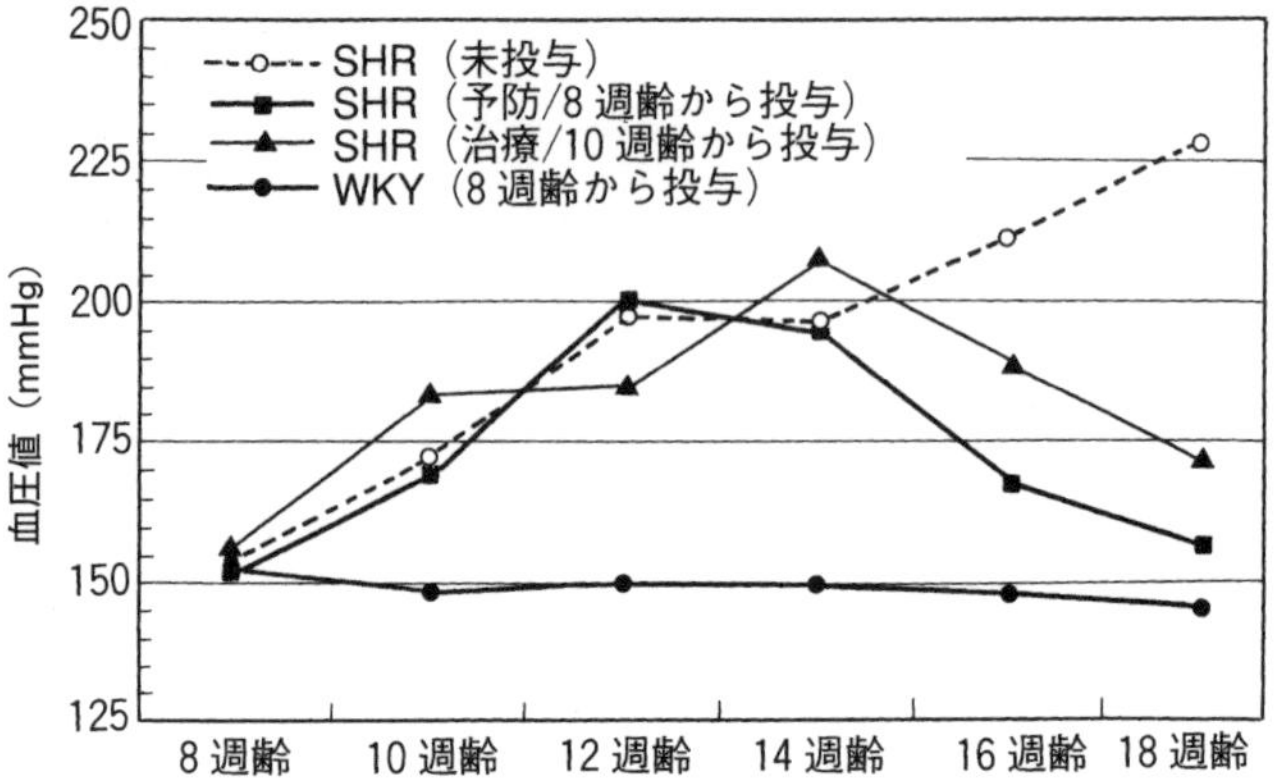

図1.39 キノコによる血圧降下作用。ヒメマツタケ（CJ-01株）の予防および治療効果。Wistar系大黒ネズミから血圧が高くなるネズミだけを掛けあわせて京都大学で作成された遺伝性の高血圧ラットSpontaneously（自然に発症する）、Hypertensive（高血圧）、Rat（ネズミ）SHR（自然発症高血圧ラット）の血圧は、生後8週齢から上昇し始める。対照とする正常血圧の動物は同系統のWistar Kyoto系ラット（WKY）を使用。

ツタケやヤマブシタケの乾燥粉末から得た煮汁液の投与によってインスリンを作り出す膵臓のβ細胞の活性化が確認され、抗糖尿病効果を持つキノコの機能が確認されています（第3章参照）。このように、高脂血症、高血圧症、糖尿病などの生活習慣病を予防改善する機能性効果がキノコにあることから、二一世紀の健康を考えていく上では、キノコのさらなる栄養科学的、医療科学的研究の発展に期待が寄せられるところです。

キノコの鮮度と機能性成分の違い

これまで述べてきたように、キノコにはさまざまな機能性成分があります。しかし、同じ種類のキノコだからといって、その成分まで同じだとは限らないのです。実は、

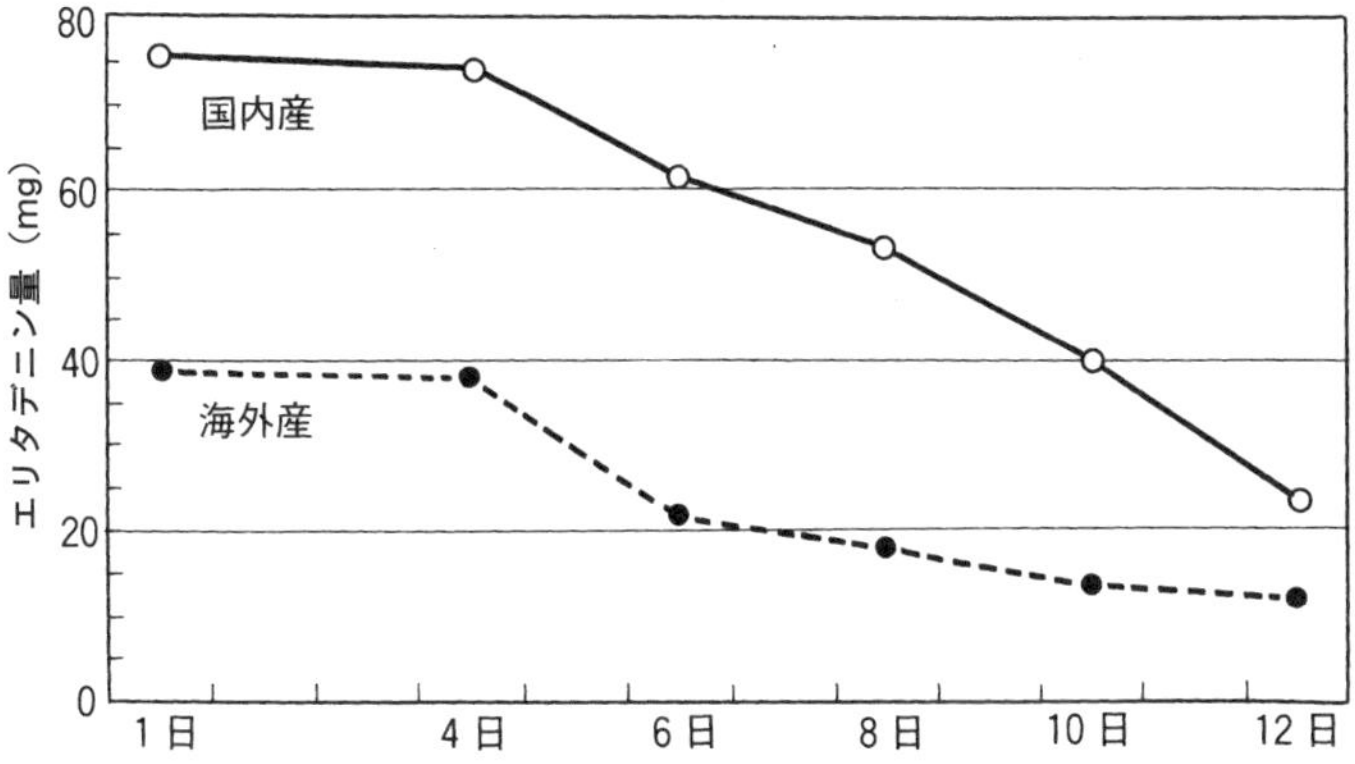

図1.40　キノコの鮮度とエリタデニン含有量

キノコは同じ品種でも栽培の仕方やもとになる菌の違いによって成分が異なるのです。極端な場合、キノコを育てる木や培地、水に有害な物質（農薬など）が含まれていると、キノコがその物質を取り入れてしまい、そのキノコを食べることで逆に体に悪い影響を及ぼすこともあるからです。

血漿コレステロールを低下させる効果のあるエリタデニンの量を例にとってみてみると、日がたつにつれてエリタデニンの量は減少していくことがわかります（図1・40）。日がたっても、明らかに国産のシイタケの方がエリタデニンの量が多いことがわかりますが、これは国産シイタケの栽培法や製品が輸入シイタケに勝るのではなく、国産シイタケは産地から食卓が近いので新鮮さが勝ってエリタデニンをより多く含んでいるということを示すものです。体に良い食品を上手に活用するにはその鮮度や保存法にも大きな差異があるということを知っておくことが必要でしょう。

毒キノコが薬に?

生き物は、生きていくためにさまざまな物質を作り出しています。キノコも私たち人間の体に役立つ物質を作るものもあれば、毒キノコのように食中毒を起こしたり、中には死んでしまう猛毒を持っているものまであるのです。多くの方は毒キノコなんてないほうが良いと思うかもしれませんが、実のところ、毒キノコがどのようなものなのか、どのような作用をもたらすかということは、いまだにわからないことが多いのです。

逆にいえば、病気の治療や健康促進などに効果がある未知の成分が、キノコの毒から発見され、研究用の医薬品や私たちの病気をなおすための医薬品となることもあるということです。たとえば、生で食べると中毒を起こすが、煮たりいためたりするとおいしくて、血圧を下げたり、血糖値を下げる働きがあるキノコがあれば、高血圧や糖尿病の治療に応用できる可能性が出てきます。

テングダケというキノコの種類の中には、一定量であれば食べても死ぬことはなく、イライラしていわゆる「キレやすく」なることがあります。神経を刺激して、脳を興奮状態にする作用があるからです。同時にその成分は記憶を活性化する働きもあり、ボケ防止に効果があると考える研究結果も予測されています。

近い将来、毒キノコから生まれた新しい薬が私たちの健康を守ってくれる時代がくるかもしれません。

1・10　キノコを利用した産業

キノコを利用した「産業」というとあまりピンと来ないと思われますが、実はキノコはさまざまな産業に利用されているのです。わかりやすいところでは、私たちが食べるためのキノコの栽培も大きな産業です。食卓にのぼるキノコのほとんどは人工栽培されていて、シイタケ、エノキタケ、ナメコなど多くのキノコが作られています。こうした、私たちになじみ深いキノコだけでなく、最近ではヤマブシタケ、バイリング、ヌメリスギタケ、ムキタケ、クリタケなど新しい品種も栽培されるようになり、キノコ栽培は新しく発展する産業として注目されています。

そのほか、農業ではキノコを栽培した後に出るかす（廃菌床）を利用して、おいしい野菜が作られています。また、「キノコと健康」のところでも述べたように、キノコは医薬品として利用されたり、環境をきれいにしたり、紙づくりなどの工業にも使われているのです。

キノコにはまだ知られていない性質や成分があり、研究が進められています。きっと、キノコはもっとさまざまな産業で利用されるようになるでしょう。

キノコ栽培の歴史

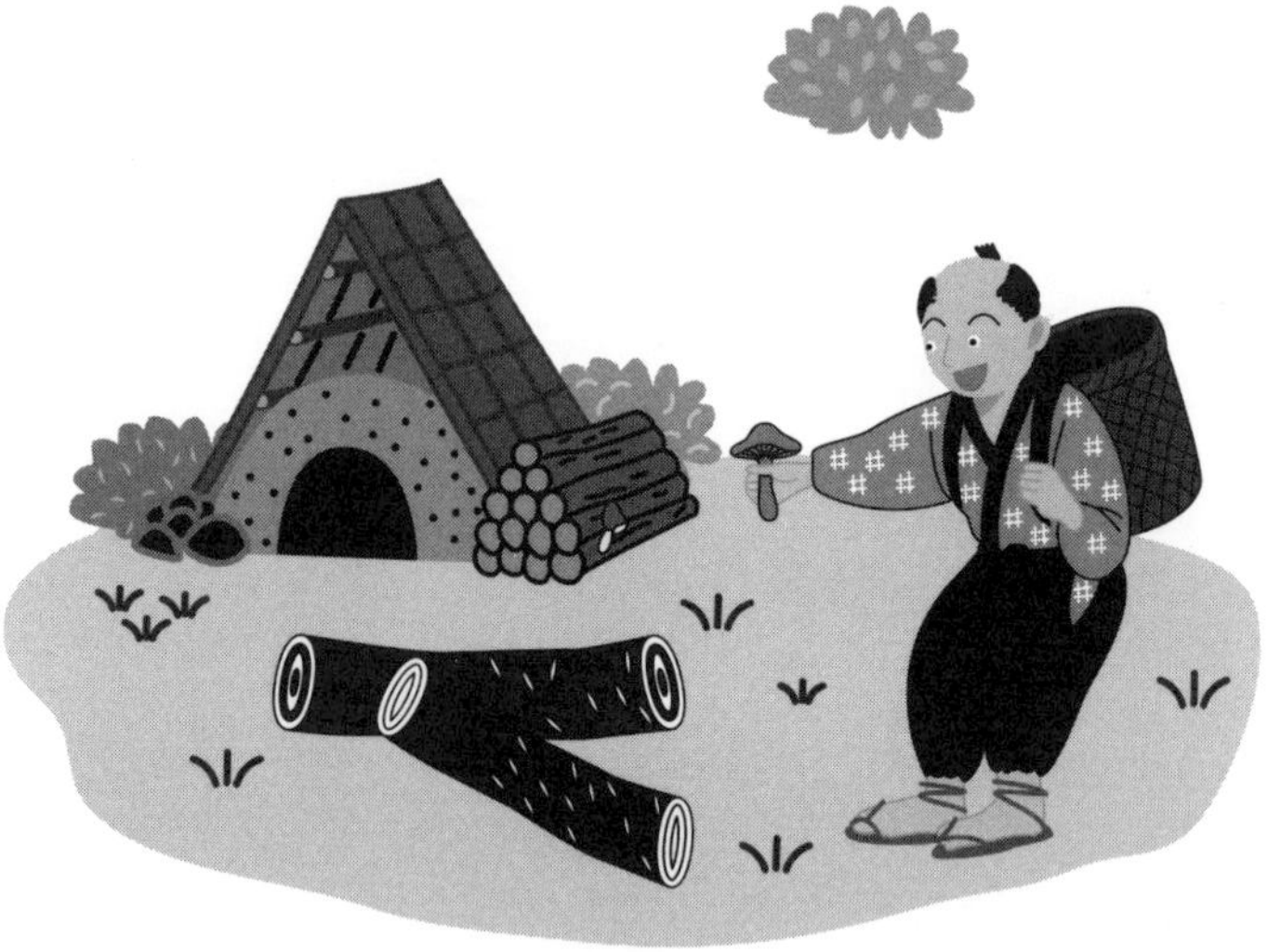

図 1.41 丸太に発生しているシイタケの発見

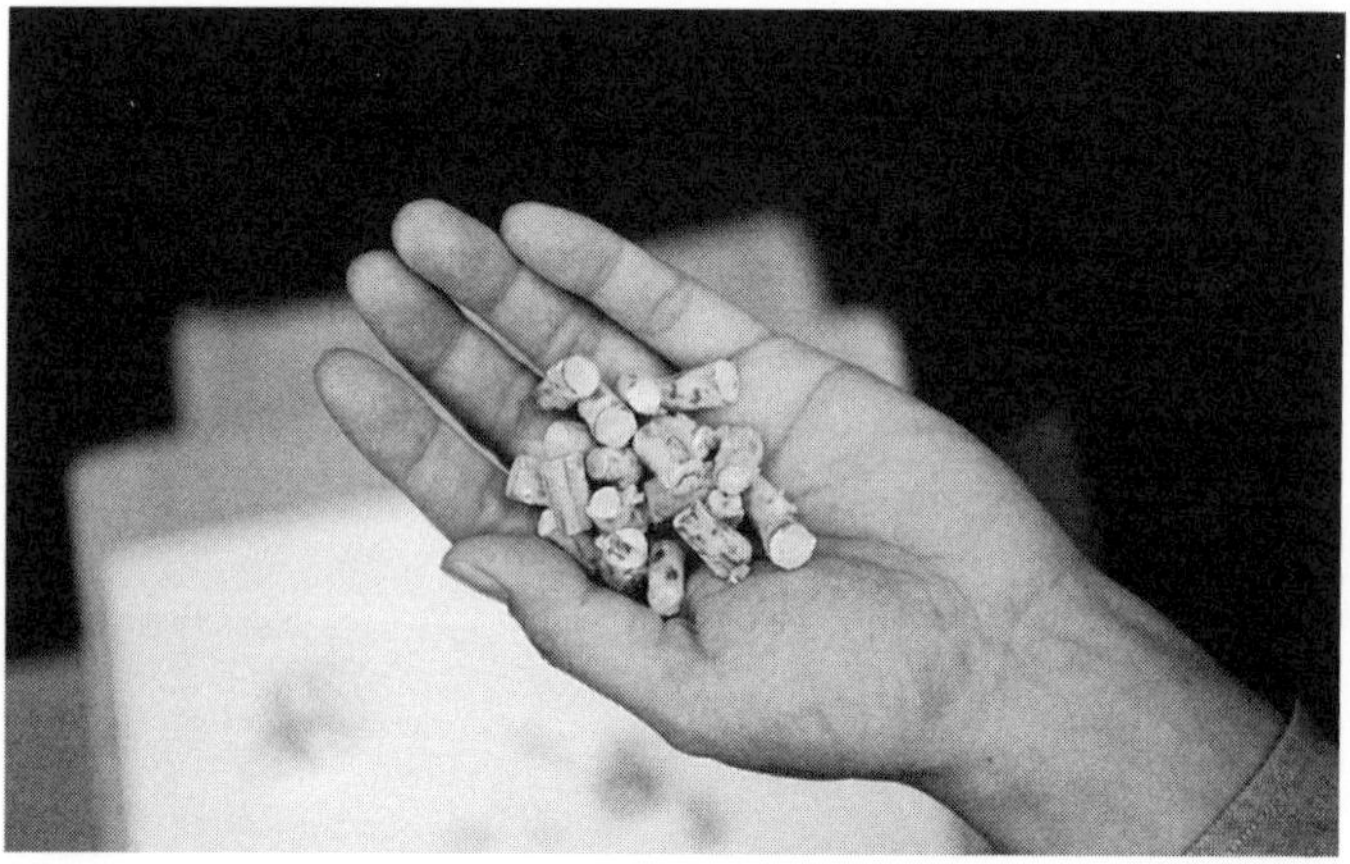

図 1.42 シイタケの種ごま

キノコを人の手で栽培するようになったのは、前述したように、今から三五〇～四〇〇年前の江戸時代初め頃といわれています。豊後国（現在の大分県）にいた炭焼きの源兵衛さんが、炭焼きで残った丸太にシイタケが出ているのを見つけ（図1・41）、人の手で栽培することを思いついたといわれています。

しかし、当時のシイタケ栽培は木材に鉈《なた》で傷（鉈目《なため》）をつけ、自然界に飛んでいるシイタケの胞子が鉈目に付くのを待っているという運まかせの方法だったため、農家の収入は安定しませんでした。

キノコを育てるための木材（ホダ木）にキノコのもとになる種ごま（図1・42）を植え付けることによって、キノコを人工的に栽培する方法は一九四三年（昭和一七年）に森喜作博士が発明しました。この発明により、本格的な原木栽培が始まり、シイタケが安定して作られるようになり、シイタケは日本の主要な農産物として海外へも輸出されるようになりました。

今日では品種改良や栽培方法が工夫され、キノコ栽培は原木栽培（図1・43）よりも菌床《きんしょう》栽培（図1・44）が中心になってきています。種ごまの発明をきっかけにキノコの栽培技術は急速に進歩し、安定してキノコが作れるようになりました。最近では、さらに新しい技術が開発され、今まで栽培できなかったキノコも栽培できるようになっています。以前はあまり身近でなかったマイタケやエリンギも、最近では珍しくなくなりました。さらに、ヤマブシタケ、バイリング、

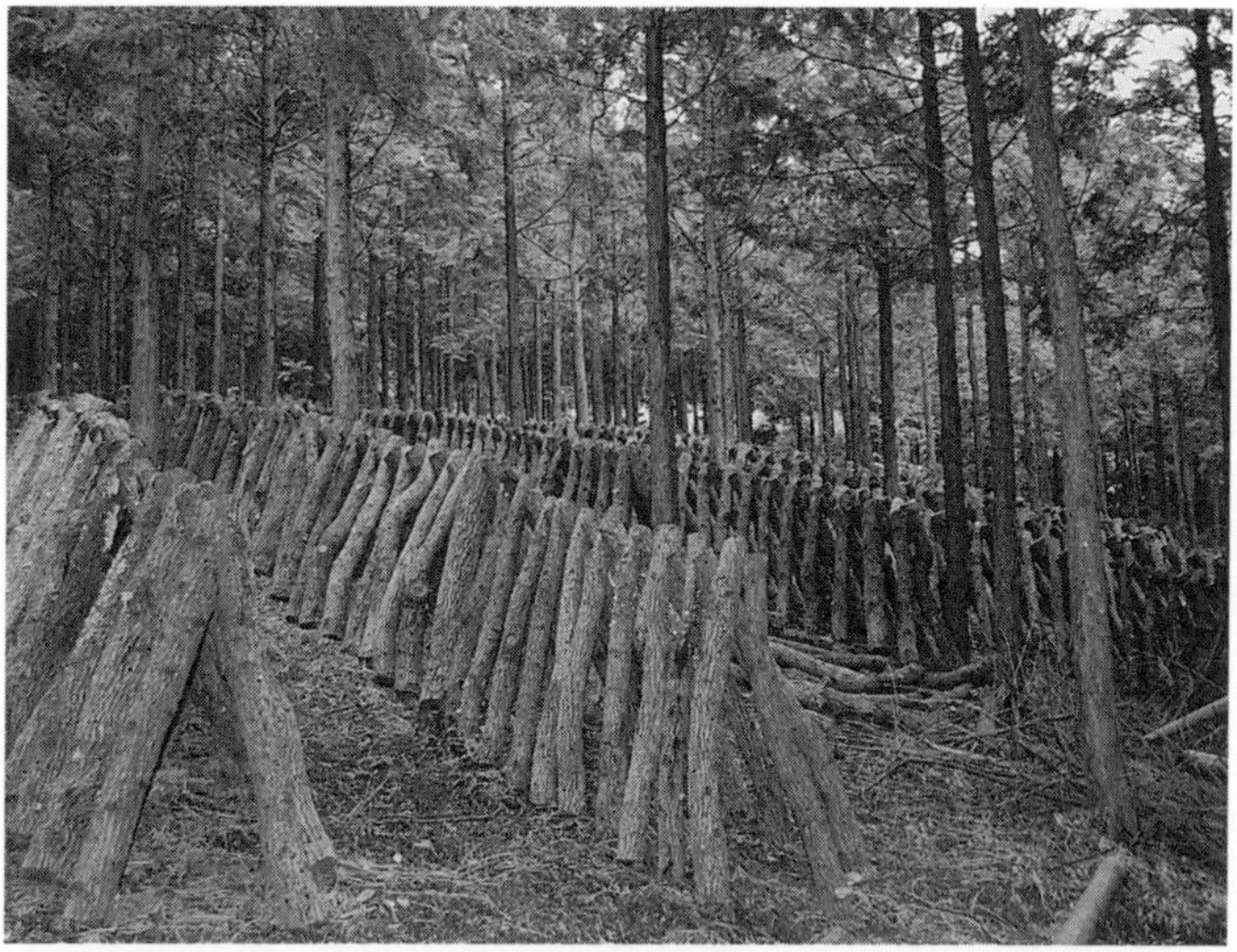

図 1.43 原木栽培

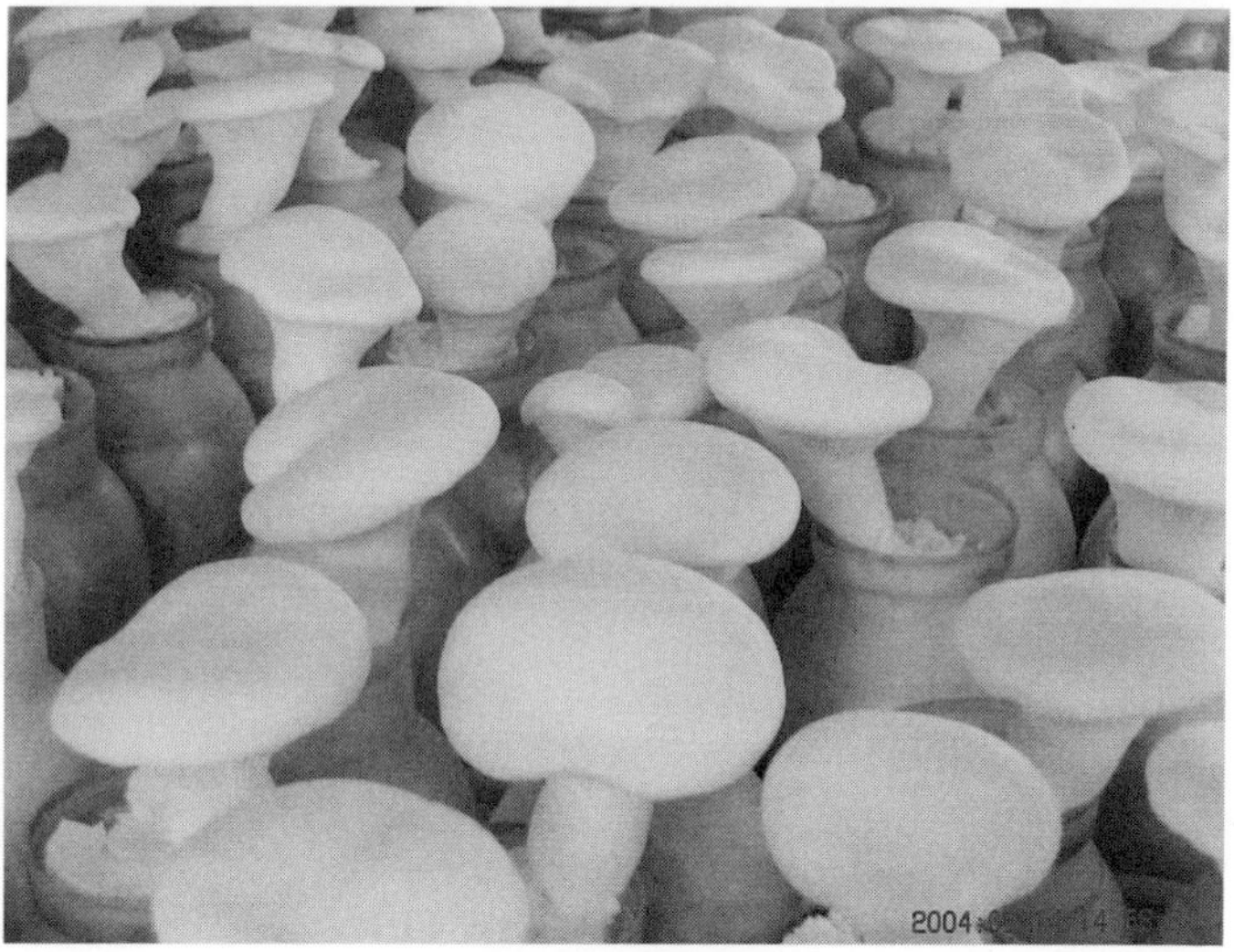

図 1.44 菌床栽培

タモギタケ、クロアワビタケ、ハタケシメジのような新顔も私たちの食卓にのぼるようになりました。現在、三〇種類以上のキノコが人工栽培できるようになっています。

原木栽培と菌床栽培

栽培の方法には、原木栽培と菌床栽培があるということはおわかりいただけたと思いますが、それぞれの栽培法を簡単に説明することにします。原木栽培は、自然の木（原木）にキノコの菌を繁殖させて育てる方法です。昔から行われてきた方法で、今でもシイタケをはじめナメコ、ヒラタケなどのキノコが原木栽培で作られています。

シイタケを例にすると、まず、クヌギやコナラなどの原木（ホダ木）を切り出し、それに種ごまを植える穴を開け、キノコの菌の元になる種ごまをうめていきます。次に、温度と湿度を一定にして菌が繁殖しやすいようにする仮伏《かりふ》せを行ない、その後一～二年かけて本格的な培養（本伏せ）を行ないます。最後にキノコの発生を促すために山の中での栽培現場などを除き発生前に水に一日程度つけ込みます。水の刺激で子実体を一定期間に安定的に発生させ収穫します。

原木栽培は自然に近い栽培方法のため、少し前までは野生に近いキノコができるとの見方も強かったのですが、天候によってとれる量や品質が左右されやすいのが欠点でもありました。また最近では、原木栽培ではなく菌床栽培においても、種菌メーカーや研究機関の研究成果が実り、形質の良いキノコが生産できるようになってきています。菌床栽培は施設を利用しているため、安定して生産することができます。このため、キノコの栽培は原木栽培よりも菌床栽培が主流になってきているともいえるのです。生シイタケの場合でも、半分以上が菌床栽培で作られています。

菌床栽培では、最初にオガクズなどに栄養剤（米ぬかやフスマなど）を混ぜ、キノコを育てるための培地を作ります。できあがった培地を袋やビンに詰め、高温で殺菌したのち菌を植えつけ、湿度の高い部屋の中で菌を培養します。シイタケのほか、エリンギ、エノキタケ、ブナシメジなど多くのキノコが菌床栽培で作られています。

キノコの栽培研究

キノコの栽培が盛んになると、キノコ栽培をしている生産者からは「もっと品質の良いキノコがたくさん生えてほしい」、食べる消費者からは「エノキタケのようにもっと白いものがほしい」といった要望が出てきます。そこで、栽培キノコのもとを作る種菌メーカーや公共の研究所などが品種の改良に努力しています。独立行政法人や都道府県の研究機関でもキノコを専門に研究する施設を用意して、キノコを品質改良したり、野生のキノコを人工栽培する技術などを研究しています。

今でこそ身近になった多くのキノコも、人工栽培が開始されるようになったのはつい最近というものも多く、キノコの生産者が栽培するためには数多くの課題もあるのです。安定な収穫法を確立するには、種づくりや栽培法の研究が重要です。菌床栽培であれば、キノコの栽培に適したオガクズの種類、培地の水分の量や添加する栄養素の種類と量、栽培やキノコ発生に関する温度や湿度などの詳細な検討が行われます。今日のように安くておいしく健康に良いキノコがいつでもスーパーで手に入るようになったのは地道な研究開発が行われているからなのです。

キノコとバイオテクノロジー

バイオテクノロジーとは、生物の持っている働きを、人々の暮らしに役立てる技術のことをいいます。新しい技術かと思うかもしれませんが、実は古くから私たちの暮らしの中で利用されてきた技術でもあるのです。たとえば、私たちの食卓にのぼる味噌や醤油も、微生物を使ったバイオテクノロジーの一つなのです。最近のバイオテクノロジーの進歩はめざましく、生物の設計図といわれる遺伝子を人工的に操作したり、二種類の違った細胞を組み合わせて新しいものを作ることもできるようになりました。

キノコもバイテクノロジーを使って、新しい品種の開発や、新しい分野での利用方法が研究されています。将来はバイオテクノロジーによって、より品質の良いキノコがたくさん生えたり、もっとおいしいキノコができるかもしれません。また、優れた薬効成分を持ったキノコが生まれたり、マツタケのように栽培がむずかしいキノコが手軽に栽培できるようになる日がくるかもしれないのです。

1・11　キノコと環境

キノコの持つ多岐にわたる機能を追及することは、私たちの生活に大きく役立つものです。キノコは、いまや食用や薬用のみならず、環境浄化（ダイオキシン分解や紙おむつなどのポリマー分解）、紙づくり、バイオマスの利用などに及んでいます。このようなキノコの持つパワーを正しく知り循環型農業生産形態の中でキノコを生産し、利用することが重要です。キノコと環境というとどんなことにつながるのだろうと考える方も多いかと思いますが、キノコは私たちの生活の場の環境作りに大きく役立っているのです。ではここでいくつかの例を紹介しましょう。

森や作物を育てるキノコ

先人たちは森と一緒に暮らしてきました。しかし、人々の生活が豊かになるにつれ、家や紙などを作るためにたくさんの木を切り、多くの森が消えていったことも事実です。その結果、二酸化炭素が増えて平均気温が上がってしまう「地球温暖化」、強い酸性で植物を枯らせてしまう「酸性雨」などの現象が起きていることも見逃せないことです。キノコは、森林土壌中に菌糸を長く成長させ土壌中にすきまを作り、雨水などを蓄積（水の確保と自然浄水）する森林ゆえの「緑のダム」の構築にも貢献しています。したがって森が消え雨水を蓄えることができなくなると、土砂くずれなどの災害も発生します。「森がなくなる」ということは、将来私たちの生活にとって、非常に大きな損失といえるのです。

キノコは、前述したように、枯れた木や落ち葉、動物の糞や死がいを分解して森をきれいにする「森の掃除屋」としての役割を持っています。また、大きな木のかげで太陽の光がよく当たらない低い木に、大きな木で作られた養分がキノコの菌糸を通じて運ばれることが明らかになっています。

キノコは木を腐らせて、森をいためる悪者と思われていたりしますが、実はその働きが森をきれいにする「掃除屋」としての大切な役割を持っているのです。

では、キノコがどのように植物の繊維を分解していくのかを見てみましょう。図1・45を見ると、日数がたつごとにキノコがどのように植物の繊維を分解していくかがわかります。菌糸が繁殖をはじめた頃は繊維が残っていますが、しだいに細かくバラバラになっていき、最後は土のようになっています。

このように分解された植物の繊維は、ほかの植物にとって質の良い堆肥《たいひ》となるのです。キノコは森の木に養分を供給する堆肥工場の役割を持っているのです。そんなキノコの力を利用した農業も始まっています。

菌床栽培でキノコを育てた後に出る培地のかす（廃菌床）を農業に利用するといったことです。

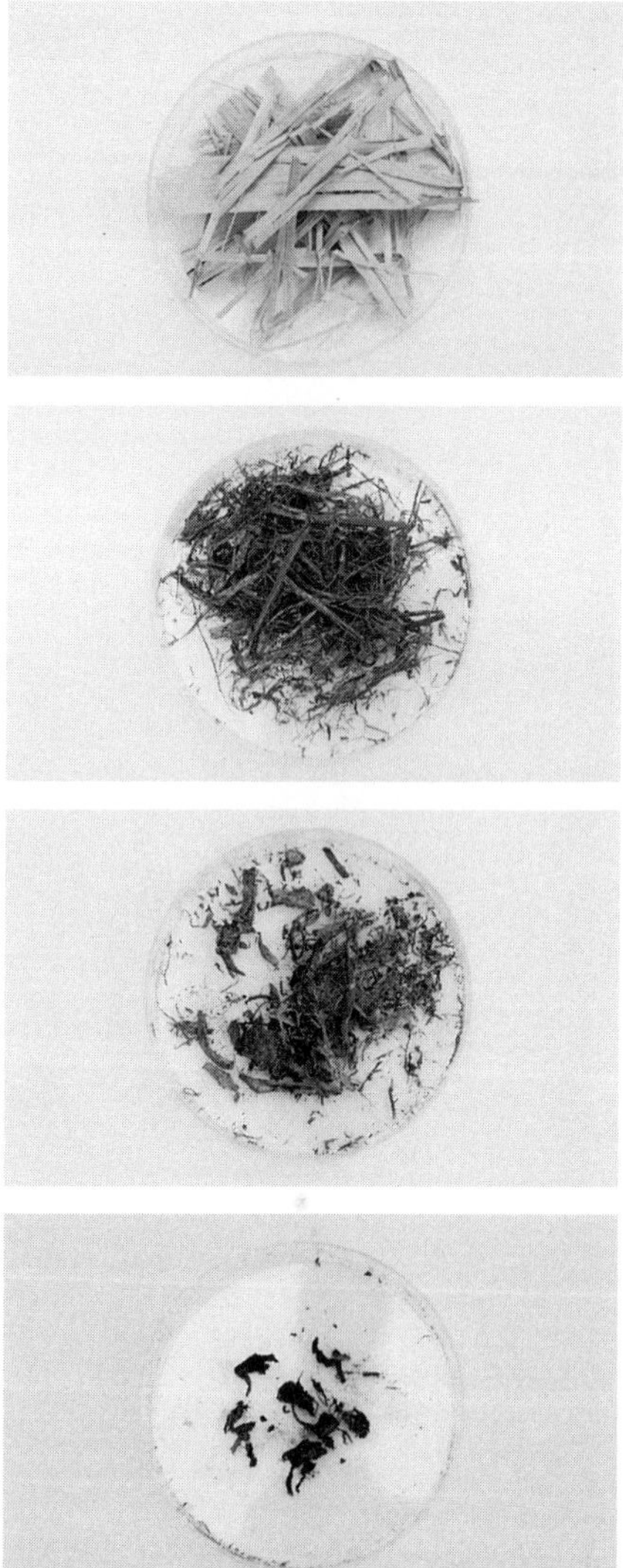

原料（サトウキビの葉）

60日後

120日後

150日後

図 1.45 キノコによる植物の繊維の分解過程

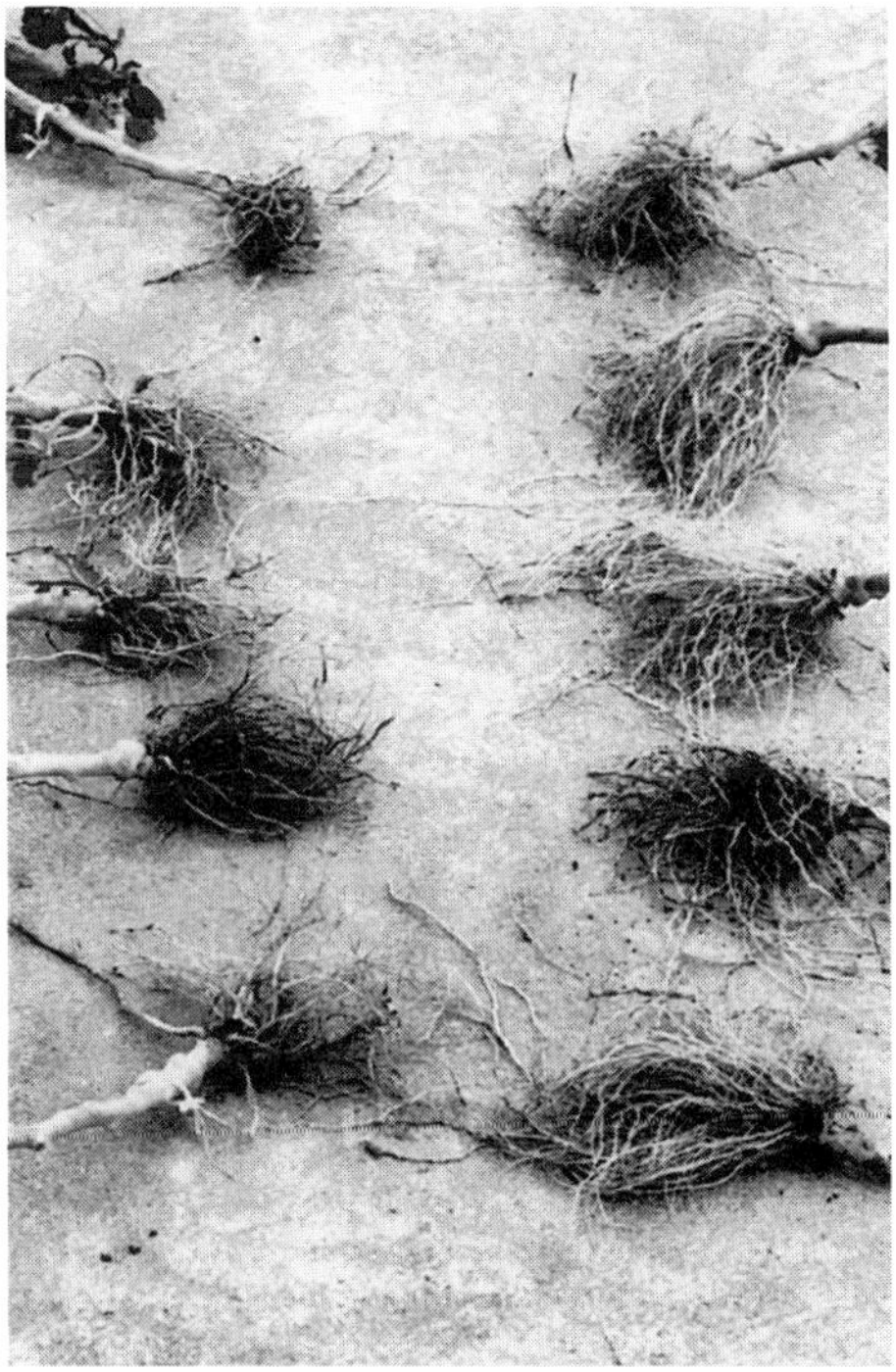

図 1.46キノコ廃菌床の利用による根の伸長の比較
（左：慣行栽培、右：ヒメマツタケ廃菌床施用）

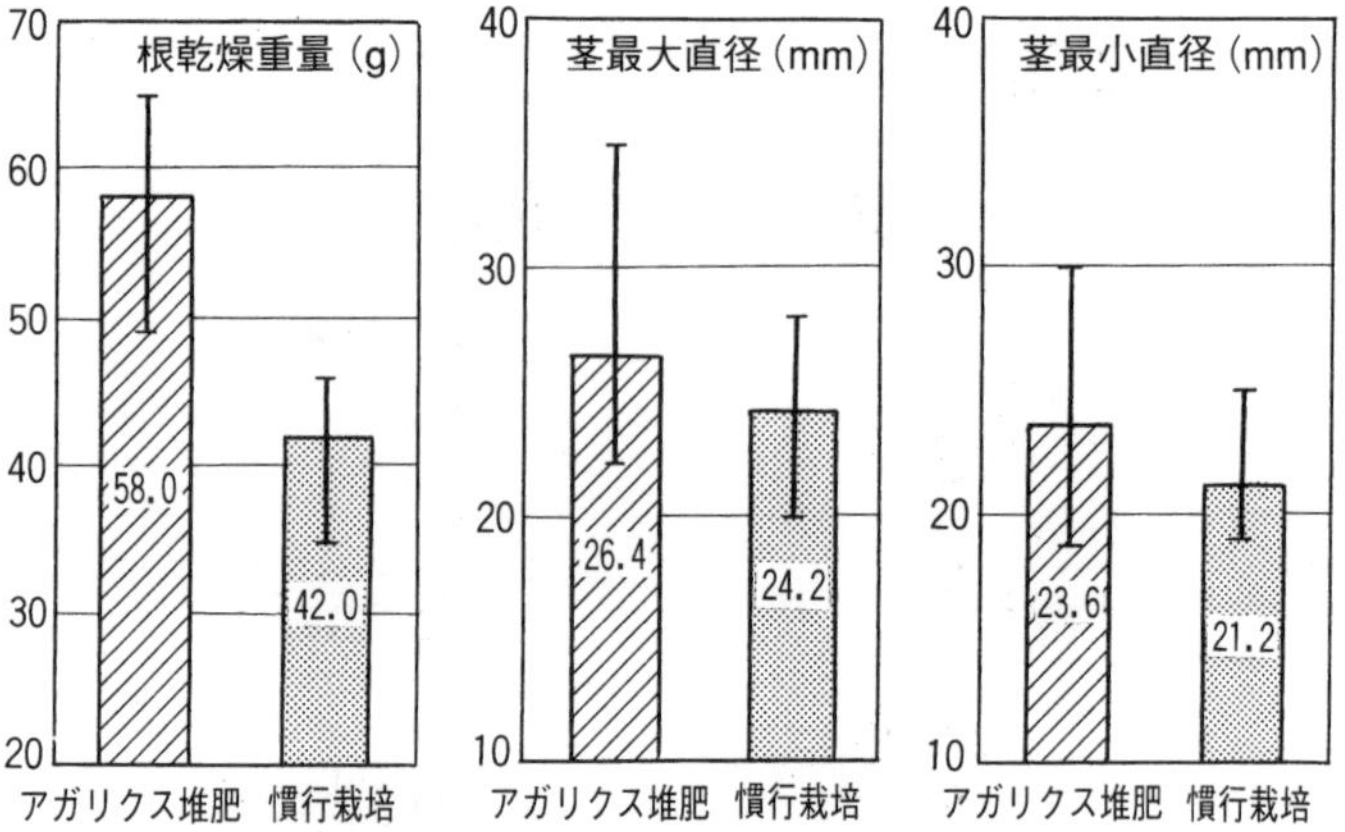

図 1.47 キノコ廃菌床の利用による作物の発育向上

菌床の原料には木本植物の繊維（オガクズ）や草本植物の繊維（稲わら）などの炭素源、米ぬかやフスマといった窒素源が入っていますが、栽培過程においてキノコが植物の繊維質であるリグニンを分解してくれるため、質の良い堆肥の原料となるのです。この堆肥を使ってトマトやキュウリ、稲などの作物を育てると、根が大きくはり（図1・46）、質の良い作物（図1・47）ができるのです。これまでは捨てていた廃菌床を上手に再利用し、おいしい作物が作れることから、新しい農業の方法（環境保全型有機農法）として注目されています。

キノコで環境にやさしい紙づくり

私たちが使っているノートや教科書がキノコを使って作られていると聞いたら、読者のみなさんは信じられますか。いまキノコの持っている力を利用して、環境にやさしい紙づくりの技術が実用化されています。

通常、木材から紙の原料となるパルプを作るには、木材の繊維をバラバラの状態にする必要がありますが、木材の繊維はリグニンという物質で強く接着されているため、リグニンを薬品で取り除くか、熱でリグニンを柔らかくしてから機械でくだかないと、繊維を一本一本ほぐすことはできません。繊維をほぐすには多くの化学薬品や熱、エネルギーが必要となるため、どうしても環境に負担をかけてしまうのです。

そこで、キノコ（カワラタケなどの木材腐朽菌）がリグニンを分解する働きを利用して繊維を取り出すバイオメカニカルパルピングという方法が開発されました。この方法を利用すると、パルプを作るのに必要なエネルギーを広葉樹の場合で三〇パーセント、針葉樹なら六〇パーセントも減らせるというのです。また、機械や薬品を使わないため、パルプの傷みが少なくなり、丈夫な紙になることもわかっています。

でき上がったばかりのパルプは、まだ少しだけリグニンが残っているため、薄い茶色をしています。ノートや教科書に使われているような白い紙にするには漂白する必要があります。パルプの漂白には薬品を使用するのが普通です。家庭で洗たく物を漂白剤で仕上げるのを思い浮かべてもらえればいいでしょう。しかし、この方法もパルプからリグニンを取り除くときと同じように、薬品を使うため環境に負担をかけてしまうのです。

そこで、キノコなどの微生物を使ったバイオブリーチングという漂白方法が注目されています。

これはリグニンを分解するときにパルプを白くする働きがあるキノコ（カワラタケ、ヒラタケ、スエヒロタケなど）を利用して、自然の力だけで紙を白くする方法です。バイオブリーチングを利用することにより、薬品による環境汚染を減らすことができると期待されています。

キノコでダイオキシンを分解

しばらく前から、ダイオキシンという言葉が新聞やテレビなどで取り上げられることが多いことに気づくと思います。ダイオキシンは猛毒で私たちの体に入ると、ガンの原因になったり、体に障害のある子供が生まれたり、量が多い場合は死んでしまうこともある非常に怖い物質です。ダイオキシンは、焼却炉でビニールなどを燃やしただけでも簡単にできる可能性があり、自動車の排気ガスにも含まれているといわれています。しかも、自然のままでは分解されにくいという性質を持っているため、環境破壊や公害の原因として社会問題になっているのです。

このダイオキシンをヒラタケなどの白色腐朽菌が分解する働きを持っていることがわかりました。実際、キノコがたくさん育つ森では、ダイオキシンの濃度が低いという試験結果も出ているくらいです。

なぜキノコはダイオキシンを分解することができるのでしょうか。ヒラタケのような白色腐朽菌の仲間は、ほかの微生物に見られない酵素を持っていて、その働きでリグニンを分解しています。ダイオキシンの化学構造がリグニンと似ているために、キノコがダイオキシンを分解できるのだと考えられます。

また、これらのキノコはダイオキシンだけでなく、ＰＣＢ（以前、塗料や蛍光灯などに使われた有害物質）、農薬、特殊な染料などの分解にも広く効果があることがわかっています。

キノコなどの微生物を利用して、環境をきれいにしていく技術をバイオレメディエーションと呼んでいます。現在、バイオレメディエーションの技術は、大学や企業で盛んに研究が進められていて、キノコを利用したバイオレメディエーションが近い将来に私たちの身近で日常的に活用される時が来るでしょう。

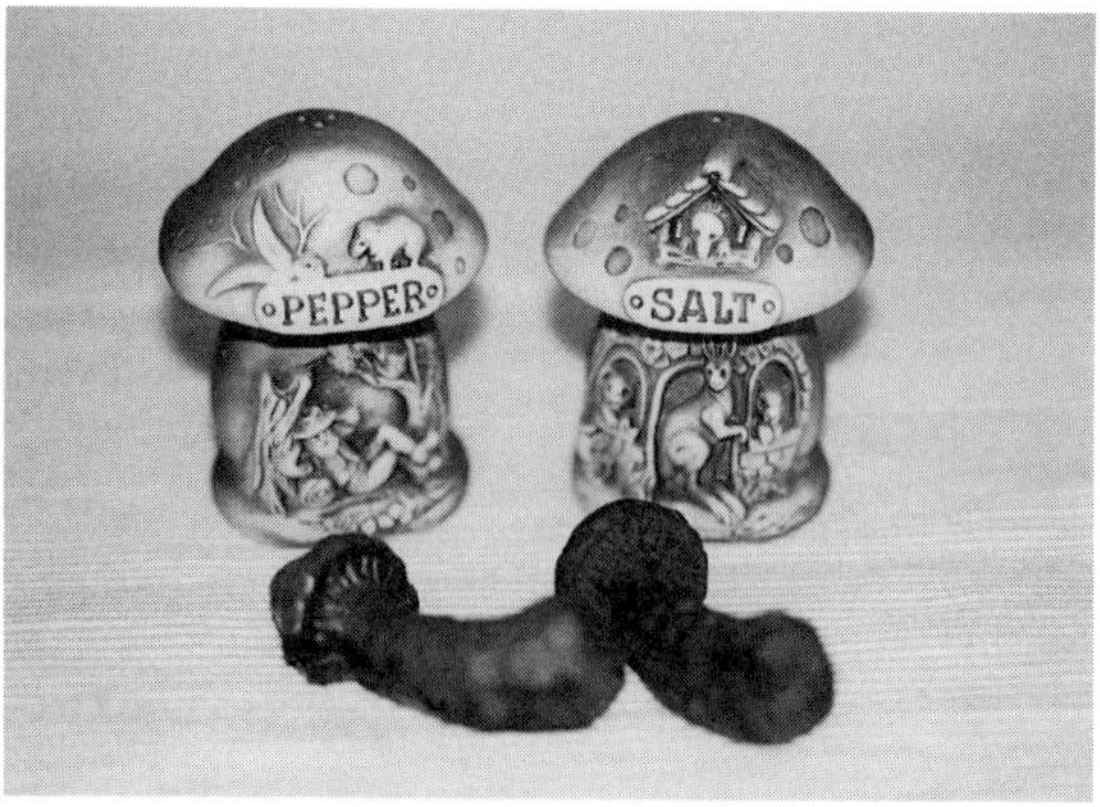

キノコの容器とはし置き

第2章　健康な身体づくりのためのキノコの科学

2・1　キノコには機能性効果があるのか

高齢社会の到来で、医療費の負担が巨大化しています。一方、新しい健康問題に対応してわが国では「生活習慣」が疾病の発症や進行に深く関わっているとし、予防を重視する観点から生活習慣病という概念を導入して国民の生活習慣の改善を進めています。近年、このような背景をもとに、キノコの持つ機能性物質の利用にも期待が高まっています。

食品衛生法、健康増進法、および景品表示法によって、キノコ加工食品などを薬として想像させるような表示は現在厳しく規制されています。しかしながら、今もなおキノコの機能性について焦点をあて、「驚異！　○×でガンが完治した……」などと述べている本や雑誌もあります。中でも飲用者の体験をまとめたものの多くは、プラシーボ（偽薬）効果（飲用者が良く効く薬と信じてしまうと、心理面の作用などによって、小麦粉などを錠剤にして飲用させても病気の改善が見られるような効果）とも思われる記述も散見されます。薬を想像させたり、体験を綴ったキノコに関するこのような本の出版社や監修者が罰せられたことも記憶に新しいことと思います。

このような事件があると、キノコそのものが役に立たないもののごとく理解される方も多く、キノコを悪者として評価してしまうこともあるようです。キノコの多くは、何らかの機能性を持つものが多いことは、第1章でも紹介しましたのでおわかりいただけているものと思います。すなわち、科学に反した過剰表現は、キノコが悪いのではなく出版する人に責任があることを理解しなければなりません。また、機能性の正しい情報を確認するには、その成果を理解するしっかりとした知識を養うことが重要なのです。

このような背景をもとに、医療従事者（医師、薬剤師、看護師、臨床検査技師、管理栄養士など）の中にも、日常習慣食として疾病の予防や改善に対して、そういったキノコ類を食することには慎重論があるのも事実です。しかし、キノコの持つ機能性物質には、疾病の予防や治療に効果を示すことが医科学的に確認されているものもあり、消費者の注目度は高く、いわゆる機能性キノコの総販売額は近年急激な増加傾向にあります。

販売者は、消費者および医療従事者の抱く問題点を解決するために、薬効薬理学的解析を基盤としてキノコの機能性評価を行なうことが不可欠です。また、消費者が機能性キノコを健康維持および疾病の改善のために利用する際には、その製品における確かな基礎科学的実験検証が行われていることを確認する必要があるでしょう。

特に、キノコの機能性効果を正確に評価するためには、ヒトと同じ疾病のモデル動物で効果が示されたかも重要な要素となります。なぜなら、前述したようにヒトでは、プラシーボ効果があるのに対して動物ではそれがなく効能を正しく評価できるからです。さらに、動物でのデータに加えて、ヒトが飲用飲食したことによる臨床検査値を解析した医科学的評価についての症例を知ることも不可欠です。

2・2　病気の予防や治療にキノコは役立つのか

キノコを日常的に食することは、栄養（一次機能）、感覚（二次機能）、生体調節（三次機能）のいずれをとっても、健康への貢献度は高いものと考えられます。したがって、「キノコは疾病の予防と治療に効果があるのでしょうか」と聞かれれば、それは「はい」と私は答えます。しかし、次に「どのキノコも同じように効果を持つのでしょうか」と聞かれれば、それは「いいえ」なのです。すなわち、キノコは天然物であるがゆえに、機能性が認められたある種類のキノコであっても、その活性値が、同一名のキノコすべてに対しての科学的保証につながるものではないからです。

キノコのような天然素材は、品種（種）、栽培法（土壌、環境）、加工法などによってその効能を発揮する機能性成分の量にも差が生じることがあるからです。したがって、消費者が機能性効果を期待してキノコを選択するときには、医科学的評価系の確立された製品であることを確認した上で、生産地、品種、栽培法、品質管理の面から良い製品を選択する区別化の確かな知識を持ち、安全性と機能性効果が安定的に維持されている製品の購入を心がけることが必要です。

なお、キノコの生産する機能性物質の中には、健康維持および医師によって処方される薬の治療効果を相乗・相加的に高めることもあるのは事実ですが、キノコの多くは医薬品ではないことを忘れてはいけません。すなわち、病気の治療のために医師が処方した治療薬はしっかりと飲んで、補助的に食品としてキノコを食するという態度が大切です。いわゆる健康食品としてのキノコを病人が飲食する際には、主治医にしっかりと飲食の状況を話すことも必要でしょう。科学的根拠のある食品であれば、医師も飲食に難色を示すことがなくなってきているはずです。

さらに、多くのキノコの機能性効果は多岐にわたります。そのような機能性を示したキノコの場合、機能性に関与する成分を単一のものとして議論することはむずかしいのが実情です。そこで重要なことは、キノコは微生物であり、キノコならではの生活環「子実体 → 胞子 → 一核菌糸 → 菌糸融合 → 二核菌糸 → 子実体」（図2・1）をもって生育している点に注目することでしょう。長期的に安定した機能性効果を得るためには、キノコの生活環を無視した菌糸のみの連続培養は、結局、菌糸体そのものの劣化を招き、機能性成分が「異なった成分」となり、薬理効果も信用できないものとなってしまうことがあるからです。

実際、キノコの生活環を無視した液体培地による菌糸体の長期連続培養によって得た機能性物質では、成分に大きな変化が生じることも確認されています。液体培養による増殖菌糸体の成分劣化を防ぐためには、キノコの機能性成分の中から効能効果の指標となる化学成分を定め、その定量試験を実施するとともに、細胞培養などを用いた生物試験によって機能性効果を検証しなければなりません。仮に成分定量値と効果に低下が確認されたならば、キノコの育種を行ない安定的に品種の維持と管理を行なうことが必要です。

安定的に機能性を有する成分をキノコから摂取するためには、微生物であるキノコの生活環を熟知し、薬理効果を発揮するのに適した栽培方法で効果の優れた株を利用することが不変的な機能性成分の維持とともに病気の予防と治療に貢献するものと考えます。

2・3　キノコの機能性成分の本体とは

キノコの薬効成分は、一般的にβ-グルカンが主要なものであると思われがちであるようです。

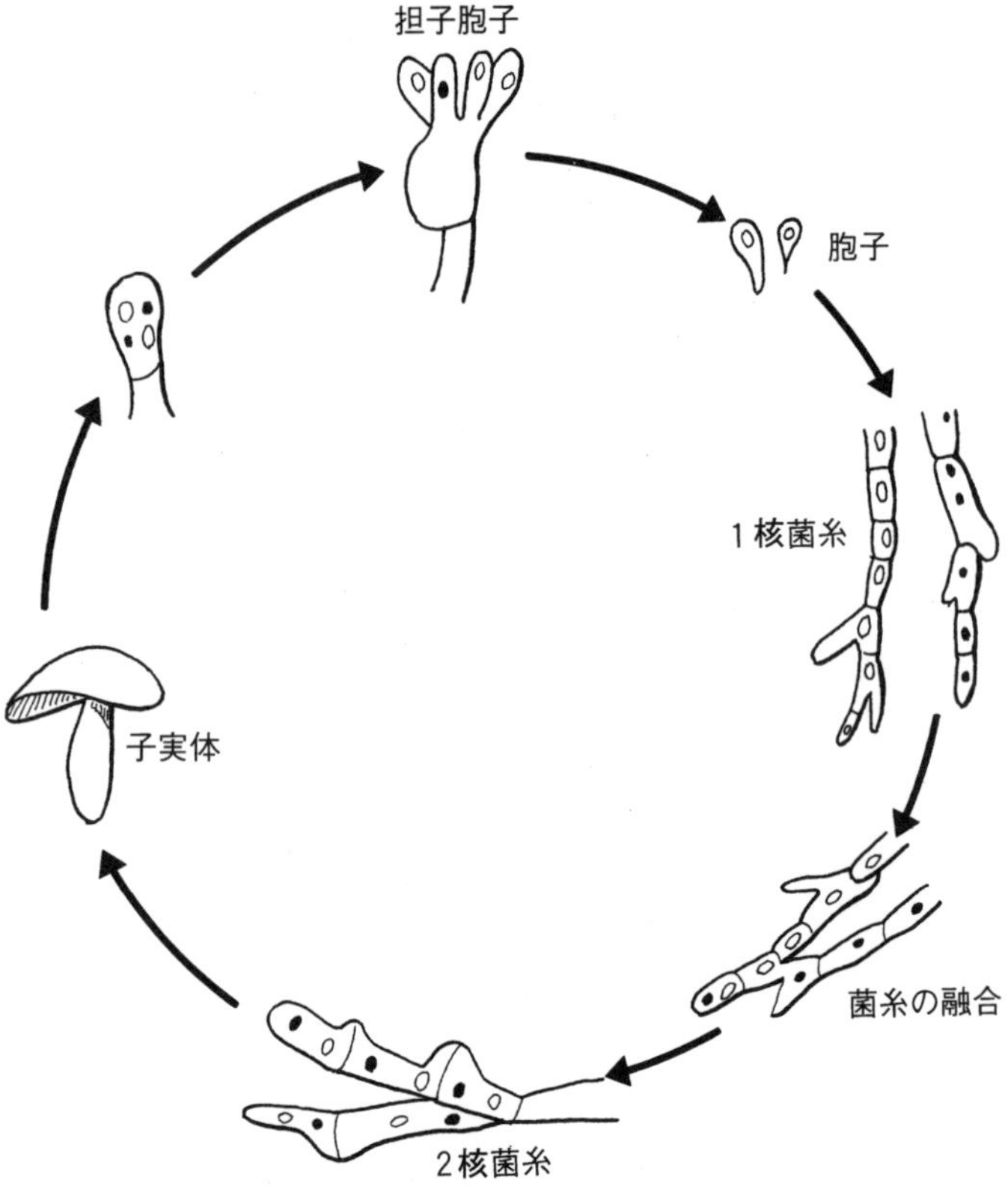

図 2.1 キノコの生活環

その理由としては、一九八一年以来、日本人の死因の第一位であるガンに対して抗腫瘍作用のある物質をキノコの抽出物から見出す研究が展開され、マウスを用いた実験から身体の免疫を高めて間接的に抗腫瘍作用を発揮した主要成分がβ-(1,3)グルカンの構造であったことによるからです。したがって、薬理効果があると考えられるキノコの抽出物やキノコの子実体（可食部）を販売する会社などは、「β-グルカン含量の多さ」などをうたい文句として販売します。

しかしながらこの言葉は、表記している仕方そのものが科学的でないことが多いのです。すなわち、その製品がどの種類のどの菌株のキノコに対して高かったのかという基準が曖昧なまま、β-グルカン含有量の多少を議論しているからです。たとえば、「アガリクス茸の何倍」と表記して差別化しようとしている商品があります。しかし、著者が酵素法で測定した一八のアガリクス茸（ヒメマツタケ）製品でも、β-グルカン含量は最高と最低の差が約九倍量でした。したがって、どのアガリクス茸を基準に比較したのかを明確にしなければ、科学的な検証にはならないということです。

さらに、β-グルカン含有量の高いアガリクス茸とうたって販売されている製品とともに他の任意の四製品を購入し、酵素法を用いて測定したところ、β-グルカン含有量の高いはずの製品は、低い方から二番目であり、その製品を販売する会社の科学的信頼性を疑いました。

現在、健康食品業界において、キノコを含む食品でのβ-グルカン量の定量には酵素法を用い

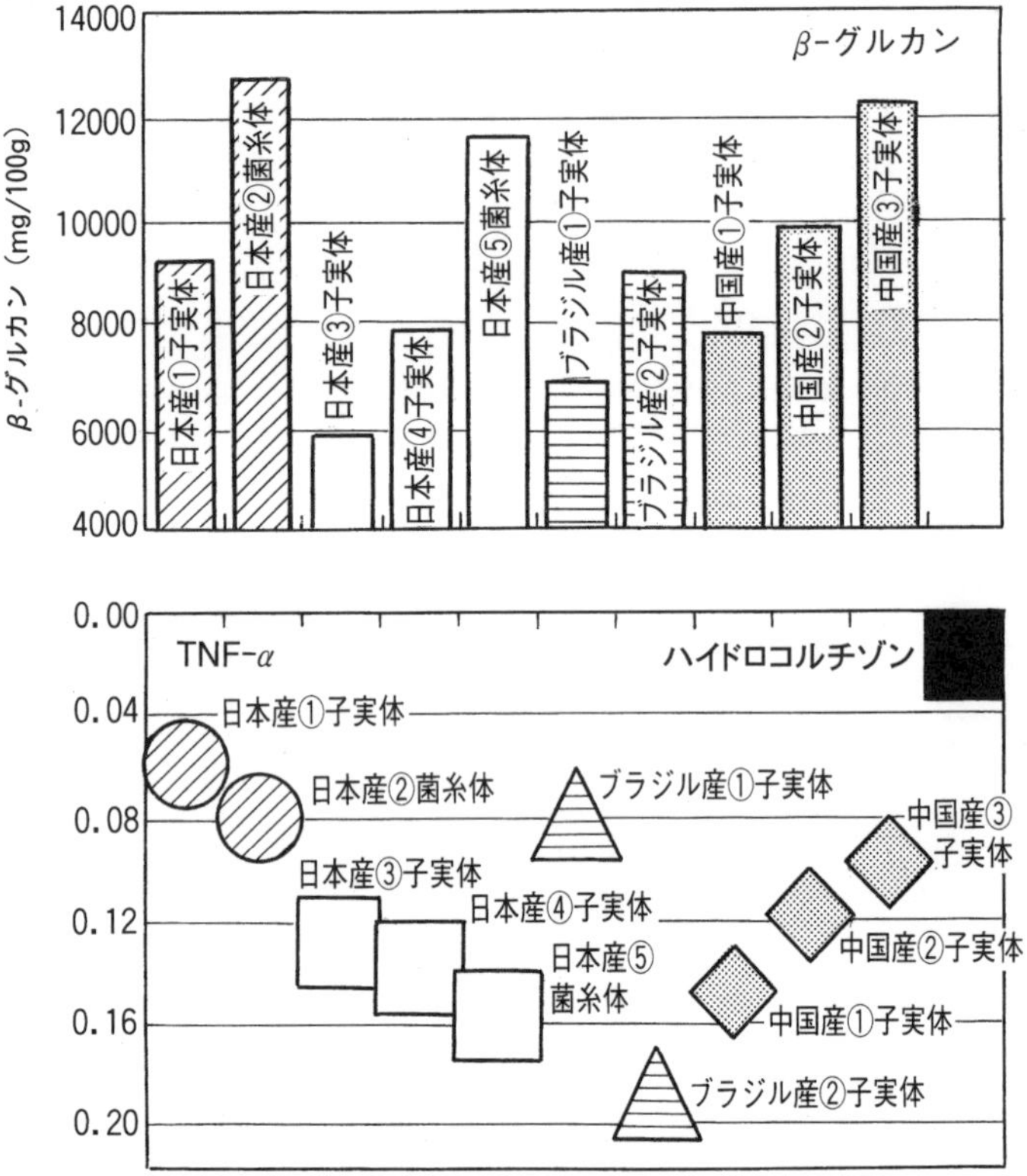

図 2.2 ヒメマツタケ（アガリクス茸）の産地（品種）・分析サンプル性状（子実体と菌糸体）におけるβ-グルカン含量の差異とTNF-α活性から見た薬理活性の相関

ることが多いのですが、この方法は、化学構造的な分類に基づくβ‐D‐グルカンを測定するものです。多くの報道や市販の製品カタログに記載されている、免疫賦活作用があるといわれている(1,3)(1,6)‐β‐D‐グルカンそのものの定量ではなく、セルロースやヘテログルカンといったキノコなどの天然物に多く含まれるグルカン類を広く定量しているに過ぎず、「定量値=薬効の高さ」とはならないということを理解しなくてはいけません。すなわち、ヒメマツタケのβ‐グルカン含有量は品種の違いや産地別によってその含有量は大きく異なるとともに、β‐グルカン含量と薬効は比例しないということです(図2・2)。

なお、多くのキノコの抽出物中には、β‐D‐グルカンの他にも、ガラクトース、マンノース、キシロース、フコースなどやα(1-4)およびα(1-6)グルコシド結合をしたプルラン構造の多糖類、さらには多糖類と結合したタンパク質なども多量に存在しています。現在、キノコはガンのほか、高血圧症、高脂血症、糖尿病、アレルギー疾患などに対する機能性効果も報告されています。最新の試験におけるキノコ類を材料とした抗変異源性や抗炎症の試験においては、(1,3)(1,6)‐β‐D‐グルカンを代表とする前述した多糖類単体に比べて糖とタンパク質が混合した組成物(粗抽出物)の方が統計的に有意な差を持って活性が高いといったことも確認されています。

キノコによる機能性効果は多岐に及びます。ですから、各種病気の予防や治療に作用する成分本体が何であるかを科学的に解析するとともに、その成分が体内でどのように吸収・代謝・排泄されるのか、また、体内でどのように酸化・還元・加水分解されて機能性効果を発揮するのかといった作用の経過を明確にした上で、機能性物質の本体とキノコ栽培の仕方を考慮しながら大量生産できるように育種や栽培技術を改良することが、キノコ産業拡大のための課題です。

日頃の生活にキノコを利用して病気の予防や改善に効果をもたらす関与成分は、キノコの持つ複合物質であり、それが一つ一つの細胞のみならず身体全体に緻密に作用しているものと考えられます。現段階においては、多機能性に関与するそれぞれの活性本体すべての成分が完全に確定しているわけではありません。したがって、重要なことは、機能性を探究することによって活性物質本体と特定の病気に対する効果の解析を行なうことが必要であり、キノコの安定（収量と成分）生産、成分解析、基礎医学および臨床医学とを総合的に結びつけた研究の推進が重要なのです。

2・4　ベッドサイド医療へのキノコの活用

二一世紀は病気を防御する「予防医学」と、さらに自分自身がかかりやすい病気を知り、対処していく「予知医学（血縁家族に遺伝子に関与す病気の発症者がいたり、遺伝子診断によって病気の発症リスク率が算定されることにより自分がその病気になることを予測して対応すること）」

を推進していく時代となっています。中国では古く宋の時代から医食同源の考えの中で、「食医」が活躍してきました。現代はベッドサイド医療に管理栄養士（臨床栄養師）の存在が必要となっています。「あなたの健康を維持・改善するためにはこのキノコをこれぐらい食べてください」といったように、キノコそのものやキノコの持つ機能性成分の正しい摂取法をアドバイスできる人です。

代替医療・統合医療という観点から見ても「食」を見直す動きが出てきている今日、科学的データのもとに健康表示が認められた「特定保健用食品」（図2・3）もキノコの持つ成分によって認定されるに至っています。特定保健用食品や病者用食品以外のいわゆる健康食品では、薬事法、健康増進法、景品表示法などの関係で病気に対する効果は表示できませんが、多くのキノコの持つ食品としての正しい情報を消費者に伝えることが大切です。

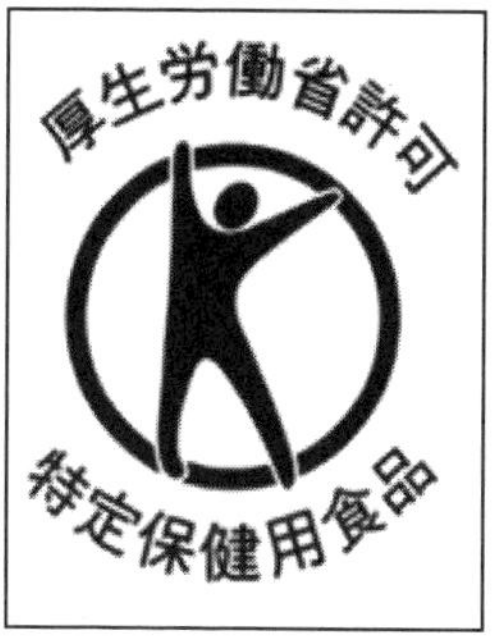

図2.3　特定保健用食品（トクホ）のマーク

いいことばかりではなく食品ならではの食べ過ぎるとどうなるか、食べ合わせはどうなのか、また、一日の摂食量は、どのキノコであればどれくらいが適当なのか、といった情報なども提供することが必要です。機能性が高ければ高いほど、このような情報は他の薬剤との相互作用などとしての観点からも解明しておかなければならないでしょう。病人や高齢者などの免疫低下を招いている方々へのベッドサイドの機能性食品として、キノコを上手に活用することは重要であると考えられます。そのためにも、科学的根拠を基礎としたキノコの機能性物質の決定とその作用メカニズムに関する生体内での反応などの情報を整理するとともに正しいキノコの栄養学・医学的な利用法の開発が今後の重要課題です。

2・5　機能性キノコの栽培要点

キノコの持つ機能性物質を利用する場合、その利用形態は一般的な食品からいわゆる健康食品や医薬品・医薬部外品を目指した素材へとその形が広がってきています。食品素材として重要な大前提は、健康被害が発生しないことです。その観点から食品衛生法などの法律によってキノコもその安全基準が定められていますが、それは一般的に、わが国で生産される栽培法上での基準であり、料理の食材としての使用法によって決められています。キノコを機能性素材として見た法的な安全基準はまだ整備されていないのが現状です。

さらに、機能性成分活用に特化したキノコの需要は近年増大し、わが国とは異なる生産方式や生産環境下で栽培されたキノコが輸入されて来ています。時としてわが国の安全基準値を上回る化学物質が検出されたケースなども見られています。機能性成分を利用した食品利用の形態では、

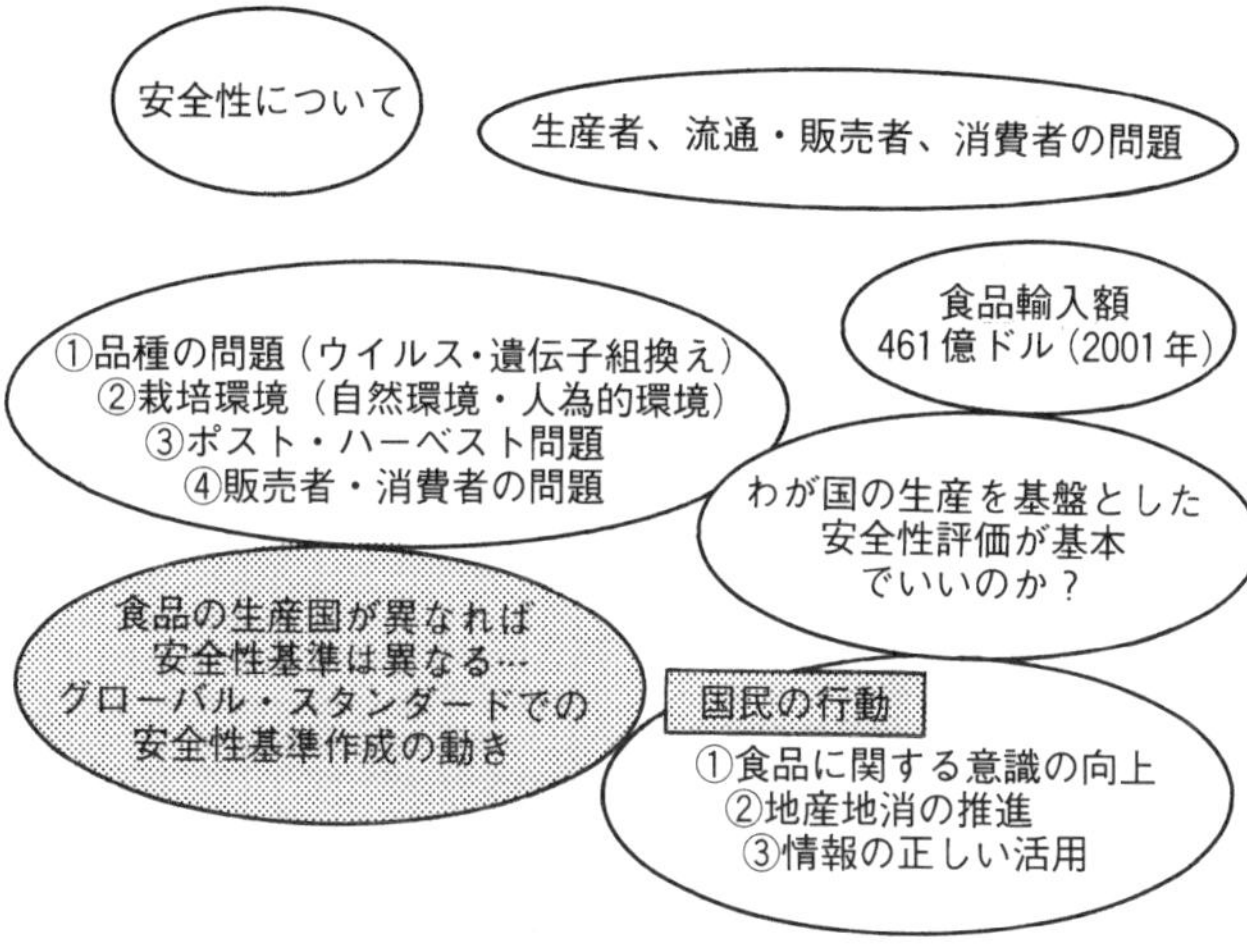
安全性について
生産者、流通・販売者、消費者の問題
①品種の問題（ウイルス・遺伝子組換え）
②栽培環境（自然環境・人為的環境）
③ポスト・ハーベスト問題
④販売者・消費者の問題
食品輸入額
461億ドル（2001年）
わが国の生産を基盤とした
安全性評価が基本
でいいのか？
食品の生産国が異なれば
安全性基準は異なる…
グローバル・スタンダードでの
安全性基準作成の動き
国民の行動
①食品に関する意識の向上
②地産地消の推進
③情報の正しい活用

図2.4 食品の安全性に対する考え方

通常的な素材摂取をはるかに超えた飲食も考えられることから、健康被害防止の観点から生産国および輸出国を考慮したグローバルスタンダードによる製品の安全性・品質の安定性確保の基準作りが必要な時期に来ています（図2・4）。

キノコは微生物であり、培地材料を分解、吸収して成長しています。その過程において、培地中に含有する成分をキノコの体内に生体濃縮することから、衛生面に考慮した栽培法を行なうことが必要です。培地原材料の衛生面を無視した、あるいは基準の異なる環境下から収穫された子実体からは、基準値を上回る重金属などの物質が検出されることもあります。

機能性を有するキノコであっても、その製品にヒトにとっての有害物質が含有されることなどは許しがたいことです。重金属などの安全性基準は生シイタケなどをはじめとした生鮮キノコでは現在のところ明確に定められていません。なぜなら、従来キノコ生産は、原木栽培や原木を破砕した基材であるオガクズも栄養源として添加される米ぬか、フスマ、コーンブラウンなどの資源も衛生管理がなされているからです。

しかし、海外生産地などにおいても新規栽培技術の開発を行なって、これまでには利用した経験のない培地基材や栄養源を使用するケースなどが見られるようになってきています。新規栽培生産基材の開発は、森林保全、環境汚染防止、資源有効活用などの面からきわめて重要な事業展開ですが、生産現場において新規素材を培地原材料として使用する場合には、生産されるキノコの食品衛生上の検査を必ず実施することが必要であると考えます。さらに、キノコ栽培においては、ほだ木の浸水処理、菌床の含水率調整及び栽培環境の湿度管理の面などに大量の水を使用しますが、この水の衛生管理にも最大限の注意を払うことが重要なポイントとなるでしょう。

第3章　病気の予防と治療へのキノコの働き

キノコは、前述のように生物界において菌界に属します。本章では真核菌類に分類される仲間の中でも担子《たんし》菌類で検証された機能性について解説します。「キノコ」とは担子菌類の大型の生殖器（子実体）を指し示す一般的な言葉です。

先人たちは、天然に産するさまざまな形態の子実体が食用となることを飲食によって発見したものと考えられます。時には、食したキノコの持つ有毒成分によってはかなく命を落としたこともあるでしょう。キノコには、この「毒」があるからこそ、それとは裏腹に高い機能性（薬効）を発現するとも考えられます。

キノコの場合と同じく、私たちの病気を予防したり治療したりするために用いる「クスリ」も時として害作用や副作用（リスク）を発現することがあります。効果効能を示すものもあれば、活用法（キノコであれば種の同定）を誤れば害をもたらすことがあるといったキノコの持つ性質がクスリと類似していることから私はキノコに興味を持っているのです。

キノコの持つ機能性は、多岐にわたり、いまもなお続々と新しい事実が発見されています。この章では、キノコの持つ機能性効果について病気ごとにその特徴を示すことにします。

3・1 アレルギー疾患とキノコ

アレルギーは、外部から生体内に自己以外の物質などが異物として侵入することによって発症する病気と定義されます。アレルギー疾患としてわが国でよく知られているものに、スギ花粉症があります。その他にも、アトピー性皮膚炎や気管支喘息など、小児から老年層まで年齢に関係なくアレルギー疾患は増加していることが疫学的調査から確認されています。

アレルギー疾患は、生体内への異物侵入が病気発生の機序と考えることから、環境的因子がクローズアップされて報道されますが、環境因子のみならずそのヒトが受け継いだ遺伝的因子との関係も深く、双方が相互的に作用して発症します。

生体内での免疫系や炎症性の細胞および物質が増減したりする症状も、いくつかの類型があります。症状や疾病ごとにI型からV型のアレルギーに分類されています（表3・1）。それぞれの類型に分類されるアレルギー疾患の種類は多岐にわたり、さらに患者の個々人において病態は複雑に変わることから治療が困難なことも事実です。患者は、アレルギー疾患の根治を目指して

表3.1 アレルギーの分類（Ⅰ型～Ⅳ型）

型	反応	関与する抗体	疾患名
Ⅰ	アナフィラキシー反応	IgE抗体	アナフィラキシーショック 花粉症・喘息 アトピー性疾患
Ⅱ	細胞傷害反応	IgG抗体 IgM抗体	自己免疫性溶血性貧血 新生児溶血性貧血
Ⅲ	免疫複合体反応	IgG抗体	血清病・膠原病・糸球体腎炎
Ⅳ	遅延型過敏症反応	感作Tリンパ球	移植拒絶反応 接触皮膚炎（ウルシや化学物質など）
Ⅴ	抗受容体反応	抗原―抗体反応	バセドー病

医師による治療とともに、あらゆる民間的な治療を行ないますが、症状の消失あるいは緩和を主目的とする治療法である対症療法にとどまり、完全治癒に至らないことも多いようです。さらに、対症療法においてステロイド薬剤を使用することがあります。ステロイド剤は専門医によって適切な投与が行われれば、疾病の改善に効を奏しますが、この薬剤はその効果の反面、投与法をあやまったり、患者の体調の変化などによって強い副作用を起こすことも知られています。したがって、患者が投与を拒否することもあります。

さらに、アレルギー疾患は、患者の加齢とともに発症時期よりもその病態が軽減されたり、アレルギーの要素を保因していた者が、加齢にともなってアレルギー疾患の症状が表面化したりするケースもあります。最近は、予防と治療の観点および治療薬の投与用量の軽減を目的として、アレルギー改善に効果のある食品の経口摂食に関心が高まっているのも事実です。しかし、医薬品でないこのような「いわゆる健康食品」や天然物はその摂食による臨床医学的データなどがないまま、体験談のみで利用されることもあり、医師の治療に困難をきたすことも生じます。

ここでは数種のキノコで検証した、アレルギー疾患改善効果の一端を述べることにします。しかし、これらの効果は、疾患モデル動物や一部のボランティアによる改善効果の結果であり、万人に対する効果にはならないことはご理解ください。

キノコの持つ抗アレルギー性炎症効果を医療科学的に評価し、真の作用機序解明と物質同定が行われ、難治性疾患のアレルギーを改善する物質の発見や創薬への展開につなげる意味で、以下に、ヒメマツタケ、ハタケシメジ、バイリングによるアレルギー疾患改善効果についての試験成績を示すことにします。かなり専門的用語も頻出しますが、あまり気にせずに、それぞれの要点を把握していただければと思います。

アトピー性皮膚炎に対する効果

アトピー性皮膚炎などのI型アレルギーの発症は、抗原との作用によってレセプター凝集が起こり、細胞内顆粒に蓄えられていたプロテアーゼなどの放出、アラキドン酸代謝によってロイコトリエン、プロスタグランジンなどが合成、放出され、急性炎症を発症させることによって起こります。さらに、マスト細胞はヒスタミンを放出するだけではなく、Th-2タイプのサイトカイ

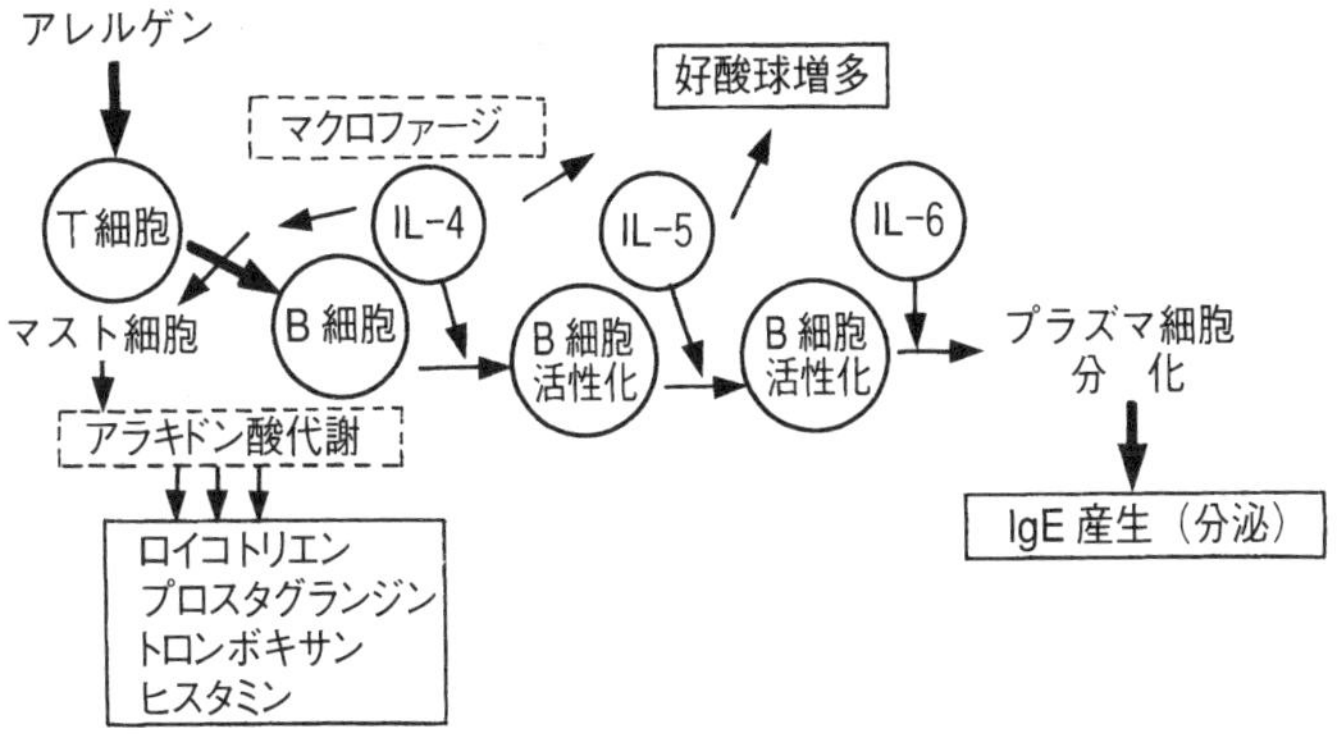

図3.1 アレルギー性疾患の発症機序

ンであるインターロイキン（IL）-4やIL-5などを合成、放出して好酸球などの増多を介してアレルギー炎症を惹起します（図3・1）。このようなメカニズムで発症するアトピー性皮膚炎に対するヒメマツタケ（CJ-01株）の乾燥子実体熱水抽出液の作用を検索しました。

六〇キログラム体重の方であれば六グラムのヒメマツタケ乾燥物を、六〇〇ミリリットルの熱湯に入れて一時間かけて煮出した液を、アトピー性皮膚炎患者八名が自己責任において、連続飲用しました。一ヵ月の飲用に伴って血清中の免疫グロブリン（Ig）Eの検査値の低下は四名において観察され、四ヵ月の連続飲用によって六名の飲用者のIgE産生抑制が明確となりました（図3・2）。特に、IgEの産生を抑制した飲用者では、IL-5とマスト細胞から放出される好酸球遊走の抑制も確認しました（図3・3）。IgEは、Th-2細胞によって産生されるIL-4によってB細胞（一〇九頁「用語解説」参照）が刺激を受けて産生され

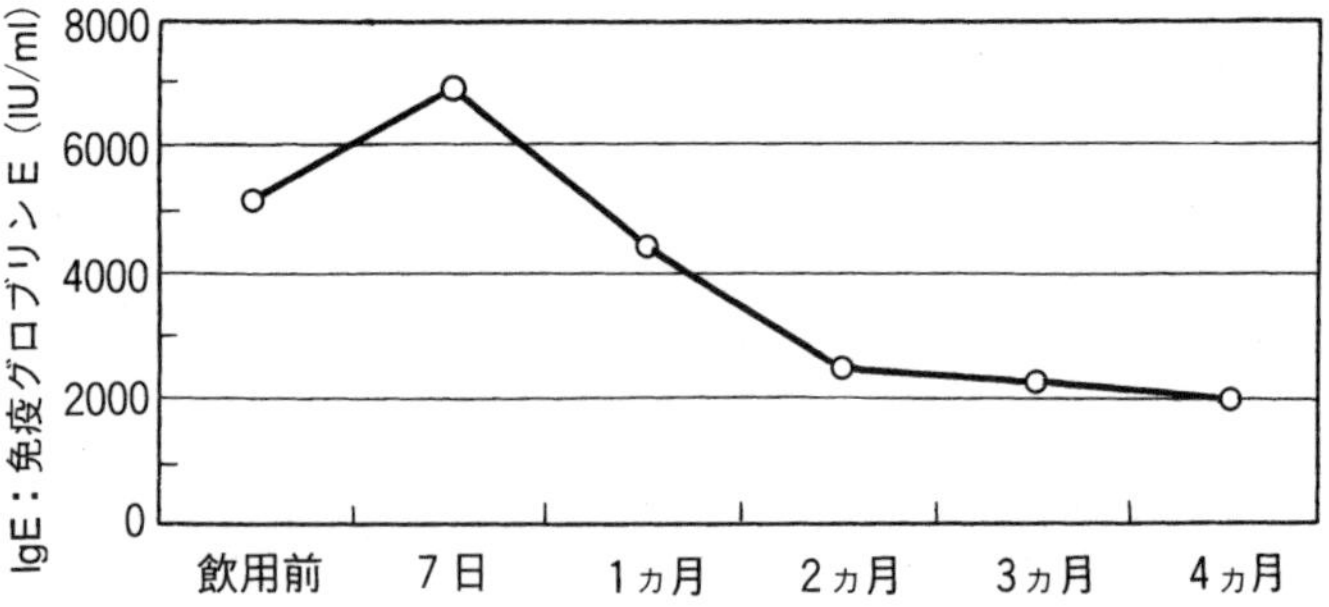

図 3.2　アトピー性皮膚炎の改善（IgE）。アトピー性皮膚炎と診断された 24～30 歳の男女 8 名にヒメマツタケ（CJ-01 株）熱水抽出物のみを投与し、炎症の抑制効果を 4 ヵ月で評価した。投与量は、6g/600ml, 60kg, day。飲用 7 日前後で一時炎症が亢進する所見が見られたが、飲用継続により徐々に炎症が抑制され、3 ヵ月程度の継続飲用でほぼ正常と診断される状態になった。

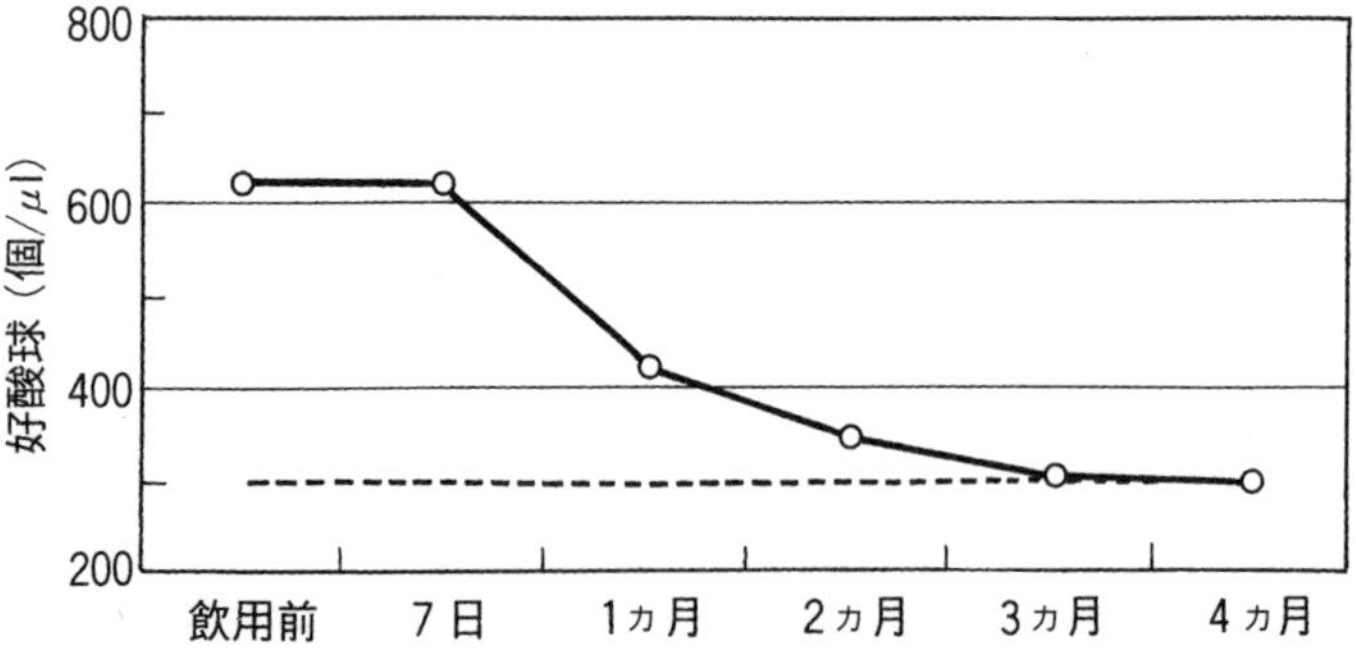

図 3.3　アトピー性皮膚炎の改善（好酸球）。アトピー性皮膚炎と診断された 24～30 歳の男女 8 名にヒメマツタケ（CJ-01 株）熱水抽出物のみを投与し、炎症の抑制効果を 4 ヵ月で評価した。投与量は、6g/600 ml,60kg,day。飲用継続により徐々に炎症が抑制され、3 ヵ月程度の継続飲用でほぼ正常と診断される状態になった。

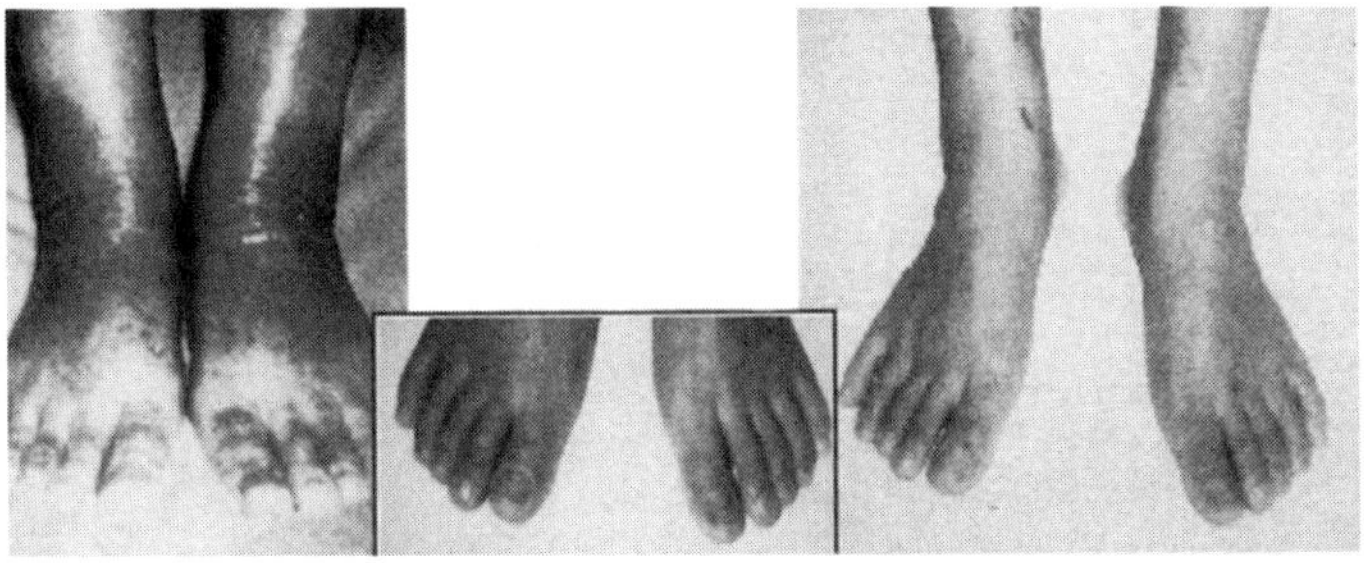

図3.4 アトピー性皮膚炎の改善
（左：飲用前、中：飲用1ヵ月、右：飲用3ヵ月）

る機序を持ちますが、飲用者すべてにおいてIL-4の産生抑制が観察されました。なお、自覚症状と医師の経過観察による臨床症状において、紅斑、鱗屑、苔せん化などの皮疹の軽減を七名において確認しました（図3・4）。これらの効果は、血清中のC反応性タンパクや乳酸脱水素酵素が正常化へと近づく変動としても確認されました。

以上の結果から、ヒメマツタケ（CJ-01）は、免疫系システムのネットワークを調節して、I型アレルギー疾患の改善に作用しているものと考えられます。

自己免疫疾患の現況と治療

自己免疫疾患としては、リウマチ、膠原病、炎症性腸疾患などがあげられます。これら疾患の治療法として、わが国ではステロイド剤を中心とした治療が行なわれてきましたが、近年は、免疫抑制剤が有効な方法であるとした結果も報告されています。しかしながら、臨床的には、ようやく免疫抑制剤が普及しはじめたといったところです。さらに、抗サイトカイン療法なども利用されつつありますが、この抗原抗体反応を作用させた治療法は、アナフィラキシーショックなどを起こすことがあるので、安全性の問題から臨床現場でもその治療方針選択には賛否両論があります。先に述べたように、患者側としても治療法を拒否する場合なども時として見られます。

アナフィラキシーは、抗原に感作されている状態において、さらに抗原が投与された場合に起こる即時型アレルギー反応で、これが全身性に起こってショックとなった場合がアナフィラキシーショックです。この代表的な症状は、口渇、口唇のしびれ、心悸亢進、尿意、便意などで始まり、さらに皮膚症状として全身の発赤、掻痒《そうよう》感、眼瞼・口唇の腫脹が観察されます。重篤な場合は、呼吸困難へと至り致命的な状況に陥ることもあります。

このようなことから現在、自己免疫疾患の治療時におけるアナフィラキシーショックなどの副作用、二次的害作用を起こしにくくする医薬品および治療法の研究開発も展開されており、患者の病気の程度と体調、病気の種類と医薬品の選択方法の解明が期待されています。

自己免疫疾患は、難病疾患であることから自然食品や健康食品（いわゆる機能性食品を含む）を賢く活用することによって治療効果および医薬品や各種療法の副作用を軽減させることにも期待が寄せられています。

リウマチ・関節炎の改善効果

一般的な生薬では、柴胡《さいこ》を主成分とする小柴胡湯や柴苓湯が関節炎モデルマウスの免疫反応や炎症性反応を調節することが知られています。ここでは、はじめに培養細胞の評価系（血小板凝集抑制作用、ケモカイン遺伝子発現抑制作用など）で抗炎症（炎症調節）作用が確認されたヒメマツタケ（CJ-01株）での関節炎に対する効果を紹介します。

(a)　関節炎自然発症マウスに及ぼす影響

膠原病《こうげんびょう》は、全身的な炎症症状や自己免疫不全などを特徴とする難病の総称です。全身性エリテマトーデス（SLE）、慢性関節リウマチ、シェーグレン症候群などが含まれています。膠原病のモデル動物であるMRL/1prマウスを使い、ヒメマツタケの飲用による炎症マーカーの抑制を観察したところ、ヒメマツタケ熱水抽出物を飲用させなかった群を一〇〇パーセントとして比較すると、飲用させた群（体重六〇キログラムのヒトが一日にヒメマツタケ乾燥粉末五グラムを六〇〇ミリリットルの熱水で抽出したものを摂取する相当量をマウスの体重換算で飲用させた相当量群）での抑制率は、炎症を判断する血液生化学検査項目のC反応性タンパクが五二パーセント、乳酸脱水素酵素が二八パーセント、およびリウマトイド因子が三五パーセント低値を示しました。

さらに、量や比によって免疫の状態を知ることができるヘルパー／インデューサーT細胞（CD4⁺細胞、一〇九頁「用語解説」参照）、サプレッサー／細胞障害性Tリンパ球（CD8⁺細胞）をフローサイトメトリーによって解析しました。その結果、正常マウスではCD4⁺細胞が一〇パーセント、$CD8^+$細胞が五・二パーセントで比は一・九であったのに対して、正常マウスにヒメマツタケを飲用させた群では、$CD4^+$細胞が一五・七パーセント、$CD8^+$細胞が六・八パーセントで比は二・三であり、T細胞が増加しました。

一方、病態のMRL/1prマウスのCD4/CD8の比はヒメマツタケ飲用させなかった群(四・五)に比較して飲用させた群(三・五)は低値となりました。これらの結果は、正常マウスの免疫増強とともに自己免疫疾患マウスの免疫システムを正常な領域へと改善する免疫調節効果であると認識されます。さらに、MRL/1prマウスの関節病変の臨床的所見は、ヒメマツタケを飲用させなかった群に比較して飲用させた群は、滑膜細胞の重層化、滑膜下軟部組織の浮腫性変化、肉芽による置換、リンパ球の浸潤などで統計的有意な抑制が見られました。

(b) Ⅱ型コラーゲン誘発関節炎マウスに及ぼす影響

外部からの抗原の侵入により液性免疫と細胞性免疫がともに作用し、慢性の関節炎を引き起こすⅡ型コラーゲン誘発関節炎モデルを使い、ヒメマツタケの飲用による関節炎発症に対する抑制効果観察しました。ヒメマツタケを飲用させなかった群の七週目では六五パーセントが発症しましたが、飲用させた群(MRL/1prマウスと同様な用量)は二五パーセントであり、抑制効果が認められました(図3・5)。

さらに、ヒメマツタケの抗Ⅱ型コラーゲン抗体価およびサイトカイン産生に対する影響を、連

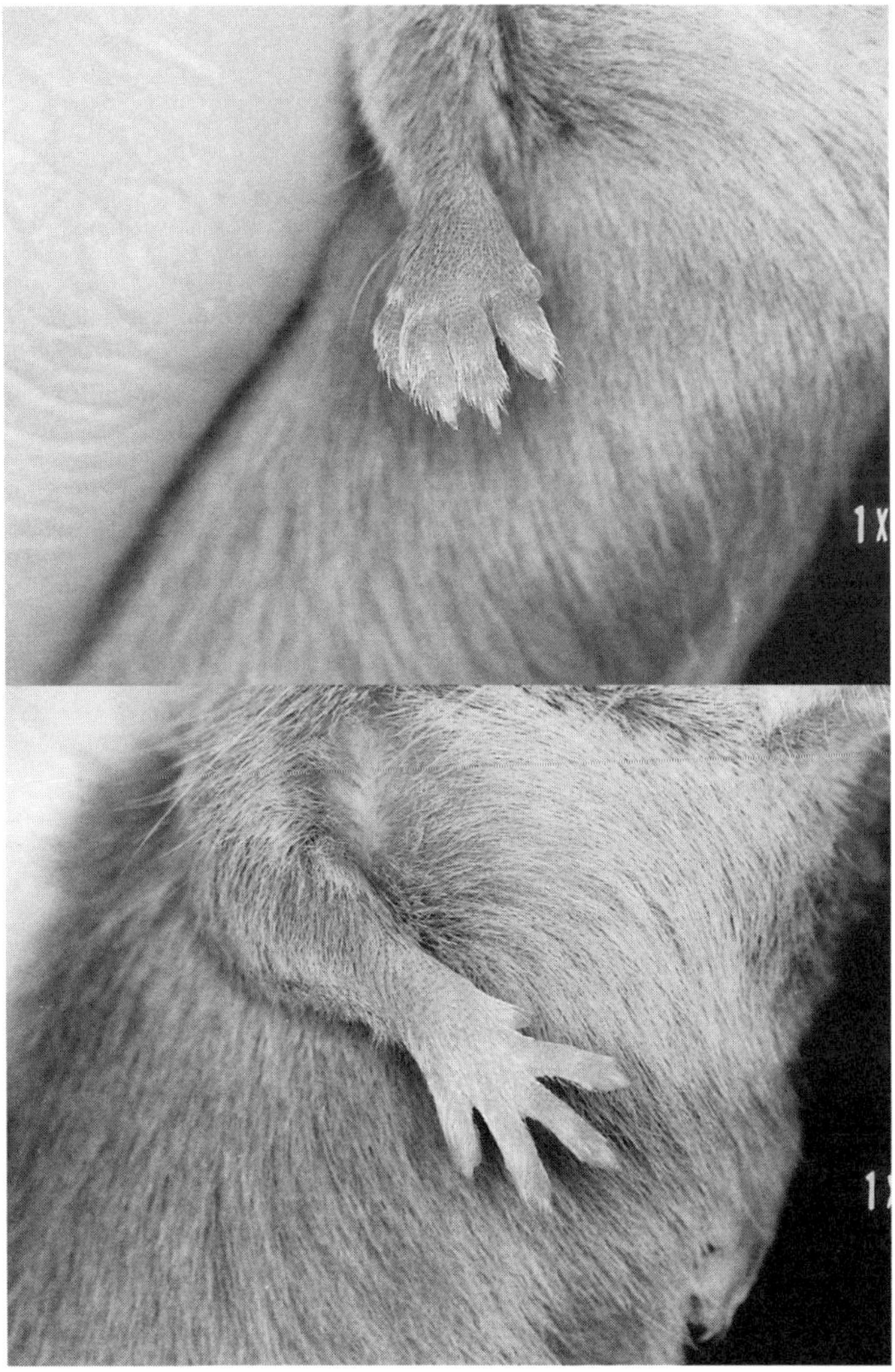

図3.5 ヒメマツタケ抽出物飲用による関節炎抑制効果（上：飲用せず、下：飲用）

続的に採取した血清中抗Ⅱ型コラーゲンの抗体価で測定したところ、飲用の有無による抗Ⅱ型コラーゲン抗体価の産生抑制は認められませんでした。しかし、ヒメマツタケを飲用させた群のIL-1β産生量は飲用させなかった群に比較して、統計的に有意に低値であり、IL-6産生量の抑制が確認されました。次に、関節の臨床的所見の評価においては、ヒメマツタケを飲用させなかった群に比較して飲用させた群では、滑膜細胞の重層化、骨軟骨の結合組織置換、線維芽細胞増殖、多核白血球の増加および軟骨細胞の空胞変性に有意差が認められました。

以上のように、二つの種類の関節炎モデルにおいて、ヒメマツタケに関節炎の発症抑制および治療効果があることが確認されています。特に、効能効果として注目すべき点は、ヒメマツタケは、抗炎症作用および免疫調節作用をあわせ持つことです。ヒメマツタケには、ステロイドホルモンの存在は確認されておらず、一連の効果を示した活性本体の成分は不明ですが、興味深い結果です。

ヒメマツタケの抗炎症効果についてアトピー性皮膚炎と自己免疫疾患（関節炎モデル動物での効能効果）について紹介しました。その改善効果は、医療科学的評価法によって少数によるヒト臨床とモデル動物による前臨床試験での解析です。この作用による改善効果は、万人に共通するものではありませんが、ヒメマツタケに機能性効果があることを証明することには違いありません。その後、継続されたヒト飲用試験において、抗炎症効果を確認できたヒトと何ら作用を示さなかったヒトがいることを現段階で認識しています。その作用に関する差異がどこにあるのかを現在注目しています。炎症性疾患の種類や症状にあわせてキノコの種類や用法用量をセレクトできるようこれら各種疾患についてもさらに研究に取り組んでいきたいと考えています。なお、疾病モデル動物で確認されたヒメマツタケでの成績は、ハタケシメジやバイリング（雪嶺茸）の熱水抽出物においても同様に観察されました。

3・2　腎機能疾患とキノコ

腎機能疾患の現況と治療

高脂血症、高血圧症、糖尿病、痛風などは、遺伝的性質ばかりではなく、そのヒトの日常の生活習慣が原因で発症したり進行する病気であり、生活習慣病と呼ばれています。近年、生活習慣病の増加にともない、それらを原因とする腎臓の病気が増えてきています。腎臓病はその発症機序が複雑であるとともに、多くの疾患名がありますが、大別すると、腎炎、ネフローゼ症候群、腎不全の三つになります。

(a)　腎炎

腎炎とは、腎臓の糸球体の炎症であり、細菌の感染時に体内に産生される免疫複合物質が、糸球体に沈着して発症するメカニズム（ある種のアレルギー反応）を持っています。腎炎といっても急性腎炎と慢性腎炎とがあり、前者は血尿が出たり、むくみが現れたりしますが、二ヵ月程度でその症状はなくなります。早期の適切な治療によって完全に治癒する病気です。しかしながら、時には慢性腎炎へと移行することもあるので注意が必要です。

さらに、慢性腎炎は、急性腎炎からの移行ばかりではなく、原因が不明のまま尿タンパクや血尿などが尿中に検出されるだけにとどまり、少しずつ進行して腎機能が低下して一〇年以上経った後に、腎不全を起こすことが症例的に多いのです。このような尿タンパク、血尿の異常を伴った沈黙型で進行性の腎炎の場合は、家族性・遺伝性の本態性高血圧症とは異なる腎性高血圧症による血圧の上昇が臨床的に観察される場合が多いことから、尿検査値の異常が確認されて、腎機能低下が疑われる場合は、血中尿素窒素、クレアチニン値およびクレアチニンクリアランス（糸球体濾過値の測定で、一分間に何ミリリットルの血液が濾過されたかを検査）を求めて正しい治療を行なうことが不可欠です。

(b)　ネフローゼ症候群

ネフローゼ症候群は、多量の尿タンパクと低蛋白血症などを惹起し、浮腫などの症状が現れます。この症状を起こす因子は多岐にわたりますが、慢性糸球体腎炎および糖尿病性腎症などからの移行が多く報告されています。

(c)　腎不全

腎不全は、腎機能が正常の二分の一以下に低下した重篤症状です。腎不全の状態では、体内の老廃物を排泄することや電解質濃度調節が麻痺して血中の窒素化合物やカリウム、リンなどが増加します。重症度を増すことによって、意識障害、呼吸不全、心不全などの尿毒症の状態に陥ります。

腎臓の重篤な病気による全身症状の改善のためには、人工透析療法を用いますが、透析は日常生活を大きく変貌させてしまうことから、腎機能の低下を起こさないような日常生活習慣の維持とともに検診と病気発見後の適切な治療を行なうことが不可欠です。

現在、腎臓病の根治薬はないに等しく、薬物療法は症状の軽減や進行抑制のためのものです。腎臓病治療には、薬とともに食事による療法がきわめて重要であり、管理栄養士や栄養士のアドバイスによる食事療法により病状が安定し、慢性腎炎から腎不全への進行が食い止められる場合があります。腎臓病の食事のポイントは、病状によって異なりますが、一般的に、エネルギーを確保しながら、タンパク質や塩分の抑制を行なう食事指導が実施されています。さらに、細胞外マトリックスの保護や修復に関する食品からの機能性物質や免疫調節機能を有する物質の利用が現在注目されつつあります。

キノコ類には、免疫調節やカリウムおよびカルシウムなどのイオンチャネルの調節を行なう機能性を有することが知られており、腎機能不全改善作用にも期待が寄せられていることから、著者らは疾患モデル動物を用いて前臨床試験を実施しました。その結果、有効性が認められたのでその成果について紹介します。

腎機能不全（糸球体腎炎）改善効果

鉱質コルチコイドである薬物（DOCA）と食塩を連続負荷した片腎摘出ラットは、重症の腎性高血圧症モデル動物として、各種降圧・腎疾患改善薬の検定に以前から使用されています。左腎摘出ラットにDOCAと食塩を連続的に投与した群では、試験開始四一日後から、DOCAの投与を行わない群と比較して明らかな血圧上昇が認められる時期とほぼ同時に尿排泄量の増加が計測されました。この異常な増加に対して、カワラタケ、ヒメマツタケ、ハタケシメジなどのキノコを単独で血圧上昇前（腎摘出翌日）から飲用させた群および血圧上昇後に飲用させた群のいずれも血圧上昇に対する明らかな抑制作用は認められなかったものの、腎機能障害改善効果が確認されました。

左腎摘出をしてDOCA/NaCl処置ラットの飲水量は血圧上昇と並行して増加し尿量も顕著に増加しました。しかも、この増量は血圧が上昇した時点で、キノコを飲用しなかった群と比較して明らかな差として認められました。すなわち、この実験モデルでは、外因性の過剰な鉱質コルチコイドとナトリウムの相乗効果で腎のナトリウム・バランスが崩壊し、腎機能不全から循環系の異常で血圧が上昇したものと考えられます。血圧の上昇とともに、キノコ熱水抽出物を服用させなかった群では、総タンパク、HDLコレステロール値やタンパク尿の異常上昇、さらにはコルチゾールの異常減少、およびナトリウムやカリウムなどの電解質異常が観察されましたが、キノコを服用した群ではいずれも改善が認められました。これらの成績はDOCA/NaCl処置によって誘発される腎機能障害の悪化する前および後のいずれの飲用にもかかわらず、カワラタケ、ヒメマツタケ、ハタケシメジは腎機能の改善作用を有することを実証したものと考えます。

さらに、腎臓の病理所見は生化学的検査結果を支持するものでした。すなわち、カワラタケ、ヒメマツタケ、ハタケシメジを飲用させた群は病理組織所見で正常像を示す腎糸球体が認められました。すなわち、硬化性病変まで進行せずに分葉形成の段階でとどまっている糸球体が多く観察されたということです（図3・6）。左腎摘出およびDOCA/NaClを連続投与したラットにカワラタケ、ヒメマツタケ、ハタケシメジの抽出物を飲用させると、組織障害の発現を抑制することが明らかとなりました。さらに、糸球体以外の腎病変に対しても改善効果が認められました。

カワラタケ、ヒメマツタケ、ハタケシメジの連続服用は明らかにDOCA誘発の腎障害を改善し、しかも、投与開始時期（血圧の上昇前と後）によって差がなかったことから予防のみならず治療効果をも有する可能性が考えられます。カワラタケ、ヒメマツタケ、ハタケシメジの服用による腎機能障害改善作用発現機序の一つとして細胞外マトリックスの修復作用が考えられます。

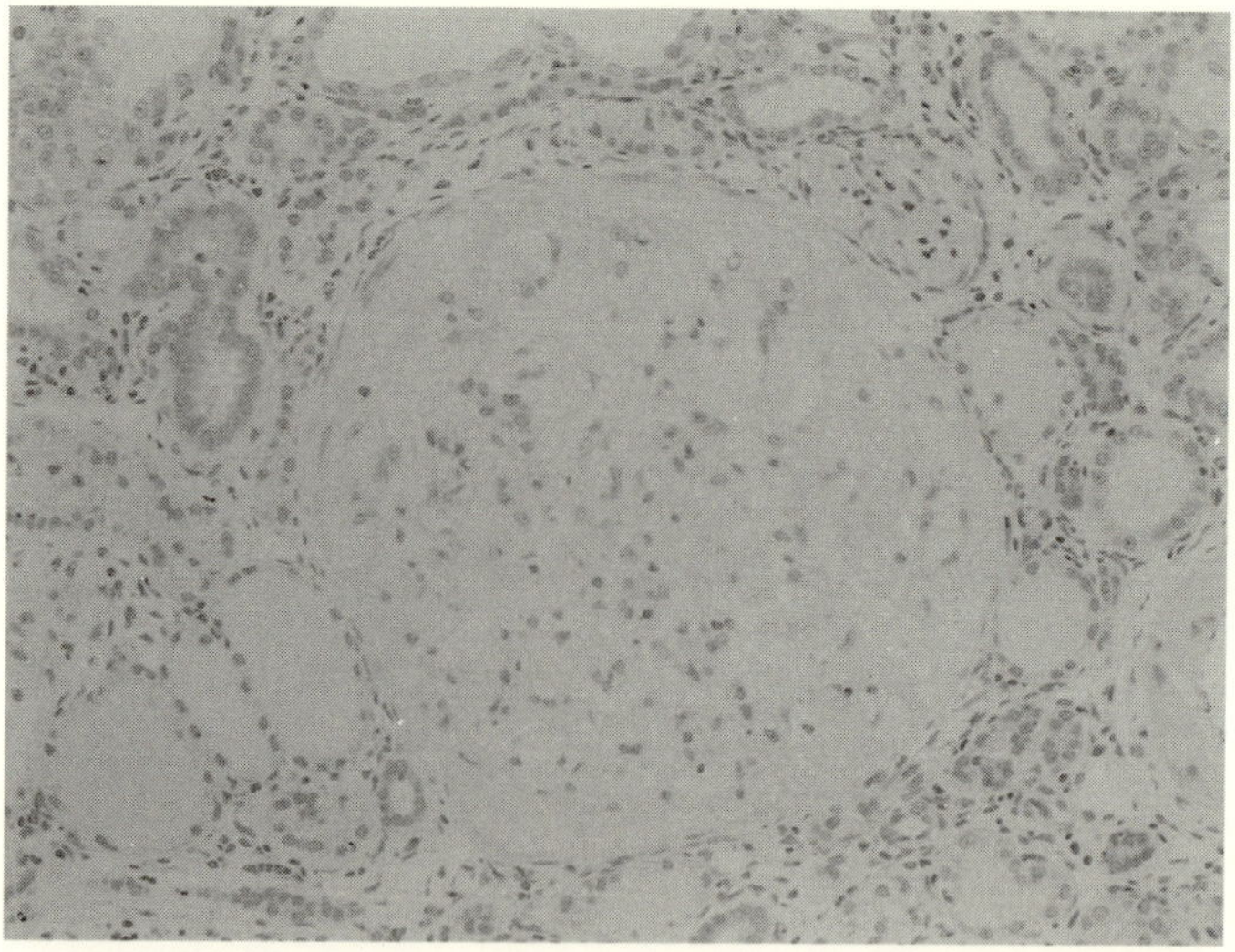

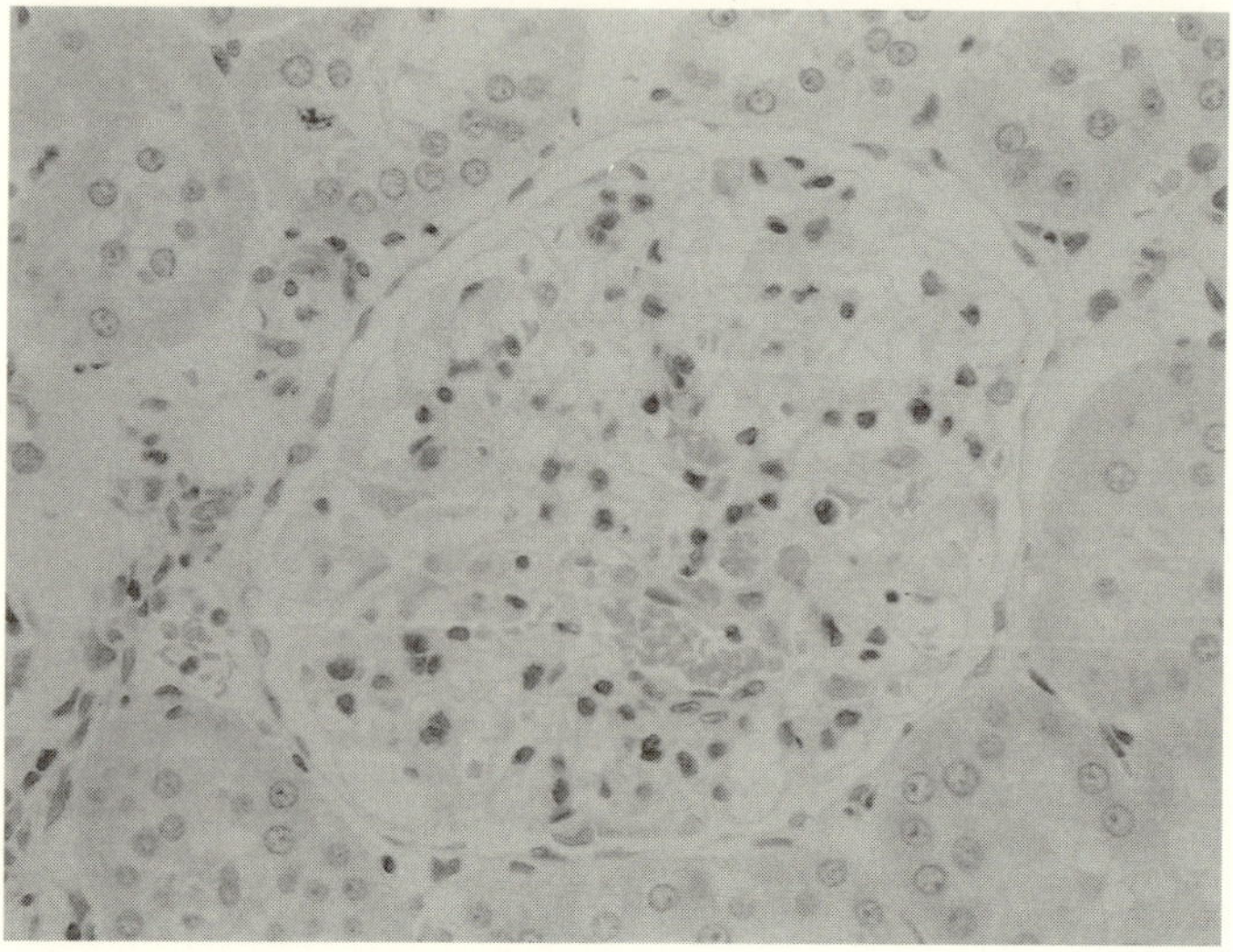

図3.6 キノコ抽出物による腎組織障害の発現抑制（上：飲用せず、下：飲用）

したがって、これらキノコ類の服用は、腎不全、尿細管転送障害、腎硬化症、間質性腎炎、糸球体腎炎などの予防ならびに治療、腎移植予後治療、腎透析併用治療にも効果的であると思われます。なお、科学的に検証されたこれらキノコ類を腎機能疾患への食事療法のための食材として活用することはきわめて有効性が高いものと考えられます。

3・3 抗腫瘍活性

悪性腫瘍の細胞増殖を抑制したり、術後の再発防止の観点から多くのキノコ類を活用することは良く知られたことです。キノコの子実体や菌糸体からは、抗腫瘍活性を示す活性本体として各種成分が単離されています。その有効成分としては、β-グルカン、ヘテログルカン、ヘテロガラクタン、キシログルカン、グルクロノマンナン、マンノース、キシロース、グルコマンナンなどの多糖類、テルペノイド類、ステロイド類などであると報告されています。これら成分の抗腫瘍活性は *in vitro*（実験の条件が人為的にコントロールされ、培地や溶液の内容物の種類・量が明確で未知の条件がないといえる状態）でのガン細胞増殖抑制や、Sarcoma180 という癌細胞を移植したマウスへの投与法による抗腫瘍試験（*in vivo*）によって確認されていることが多いのです。この評価系による抗腫瘍効果は、ヒトにおけるある特定のガンには有効であっても、全ガンに対する効果を発揮するものではないことも知っておかなくてはいけません。

その理由としては、人ガンに関する発症やガン細胞の増殖は、原発部位や患者の生活習慣、さらには遺伝的要素などの多くの要因が関与しているからです。しかし、キノコの持つ成分の中には、抗腫瘍効果に関与する生理活性を発現することは事実であることから、どういった発症機序のガンに作用するのか、どんな増殖形態を持つガン細胞の増殖抑制に効果を示すのか、あるいは細胞増殖のメカニズムにおいてどこに作用して抗ガン性を発揮するのかなどを見出す研究が確立されれば、抗腫瘍効果を最大限に発揮する創薬へとつながる機能性成分がキノコから特異的に単離されるものと考えられます。

現在までに、キノコから製造された免疫治療医薬品には、クレスチン、レンチナン、シゾフィランなどがあります。クレスチンは、カワラタケの菌糸体から調製されたものです。クレスチンは、生体応答調整物質としてHLAクラスⅠ抗原の発現を促進し、抗腫瘍免疫反応の増強や抗腫瘍性の強いTh1関連サイトカイン系インターロイキン12などの産生能も高めることが確認されています。そのような作用機序からHLAクラスⅠ抗原の発現不良と臨床で診断された場合に治療に活用されることがあります。

シイタケからレンチナンが調製されています。動物実験における同系腫瘍または自家腫瘍に対して、レンチナン単独投与またはレンチナンと化学療法剤（テガフール、マイトマイシンC＋5-

FU）との併用による腫瘍増殖抑制作用および延命効果が臨床試験において確認された例があります。スエヒロタケからはシゾフィラン（商品名ソニフィラン）が調製され、抗悪性腫瘍剤として子宮頸癌の治療における放射線療法との併用療法薬剤として利用されることがあります。

これら三種類のキノコを原材料とする医薬品は、多くの臨床例があるもののそれぞれに一長一短があるとした臨床医の評価もあり、さらなる改良や研究推進が必要とされています。

著者らは、これらの抗腫瘍薬剤として開発された原材料のキノコの中でも特にカワラタケに焦点をあてて、その子実体から抽出した熱水抽出液でいくつかの実験を試みました。管理された栽培環境下で成分が安定したカワラタケ子実体（図３・７）から得た抽出液をSarcoma180を培養している培養液中に添加するとガン細胞が死滅する効果（図３・８）とともにその抽出液のマウス投与によってマウスに移植したSarcoma180の腫瘍塊の縮小や消滅が確認されました（図３・９）。

なお、腫瘍増殖や感染症などを含む疾患の発症抑制は、人体の免疫機能を活性化させることが重要であることは知られています。実験的に腫瘍増殖抑制が確認されているカワラタケ子実体の熱水抽出液を調製して、一定量をドリンクの用法で健常人約三〇人に飲用してもらったところ、免疫細胞の中でも特に腫瘍細胞やウイルス感染細胞の増殖を障害する能力があるナチュラルキラー細胞（ＮＫ細胞、一一〇頁「用語解説」参照）が増加するとともに、Ｔ細胞の増加も確認されま

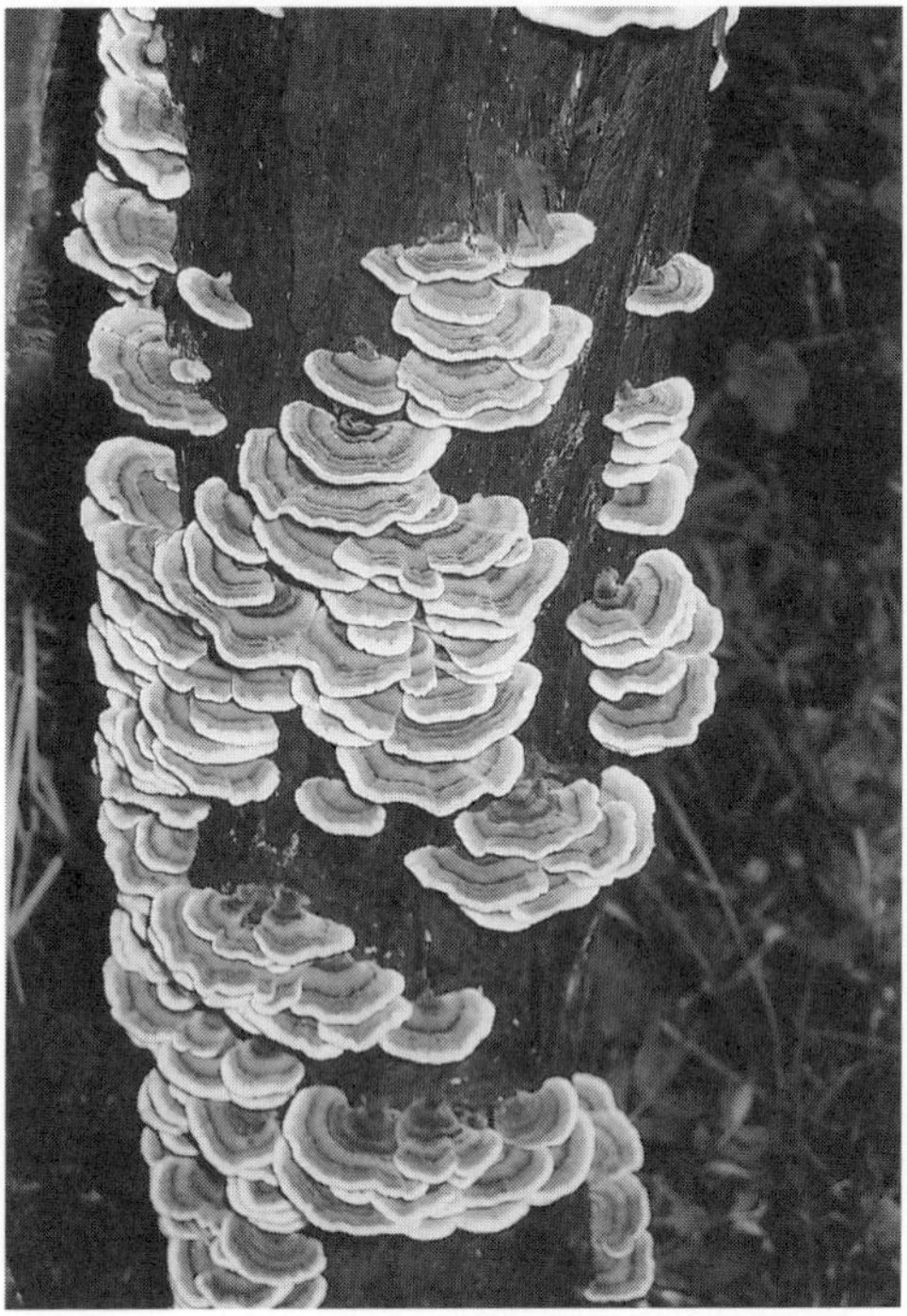
図 3.7 カワラタケ子実体

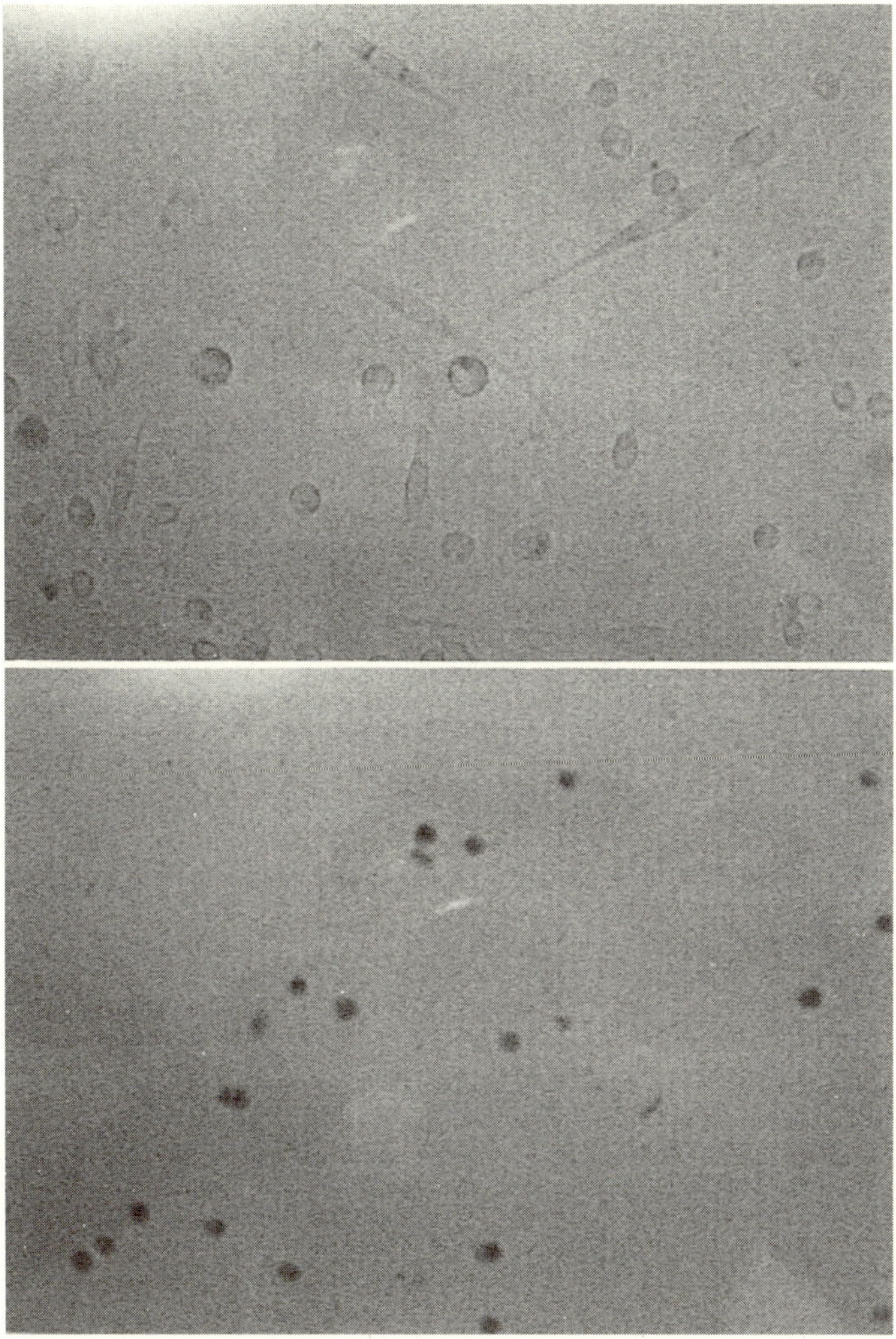

図3.8 カワラタケ抽出物の添加による Sarcoma180 の細胞死滅効果
（上：コントロール群はガン細胞が増殖、下：実験群はガン細胞の萎縮により完全に細胞死）

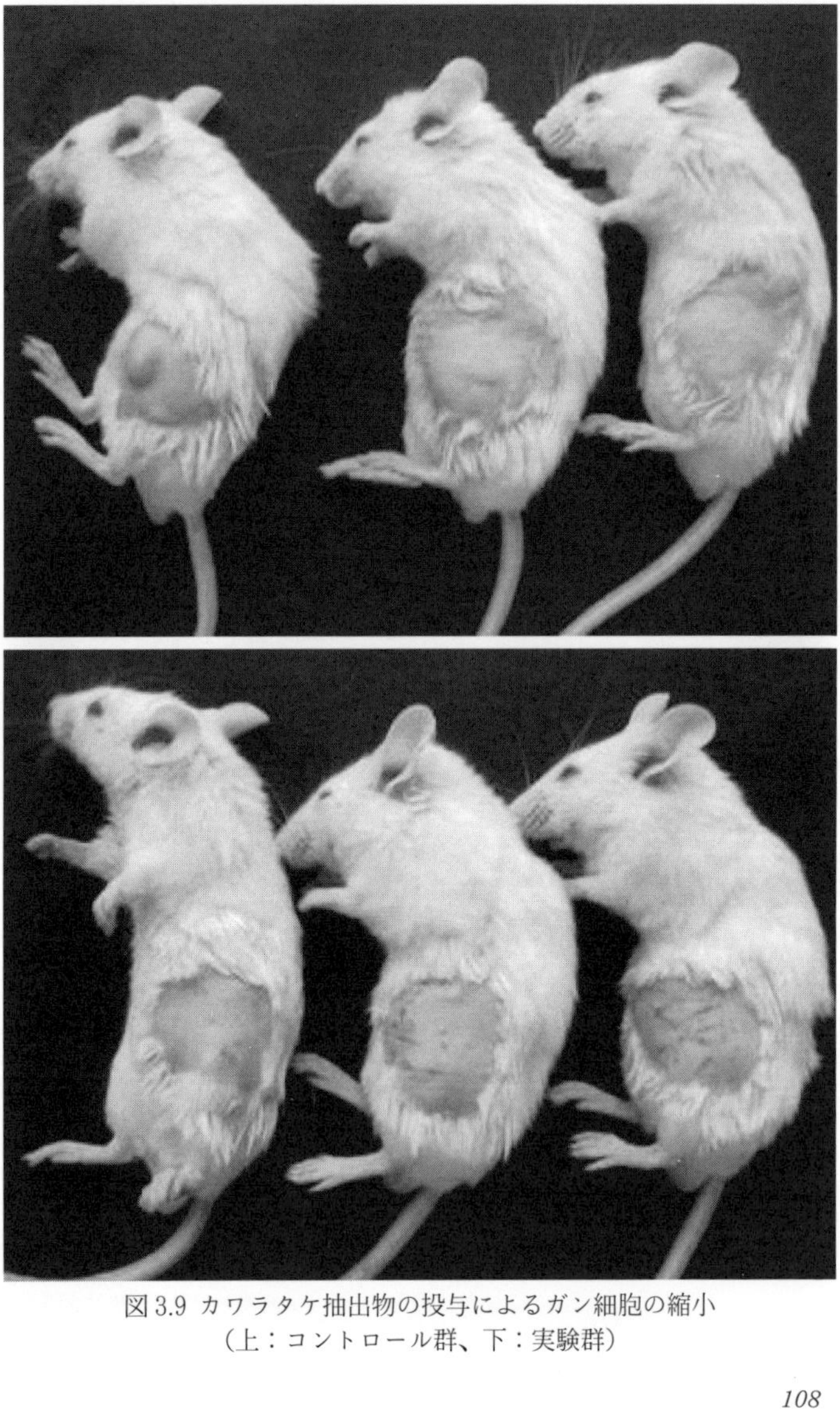

図 3.9 カワラタケ抽出物の投与によるガン細胞の縮小
（上：コントロール群、下：実験群）

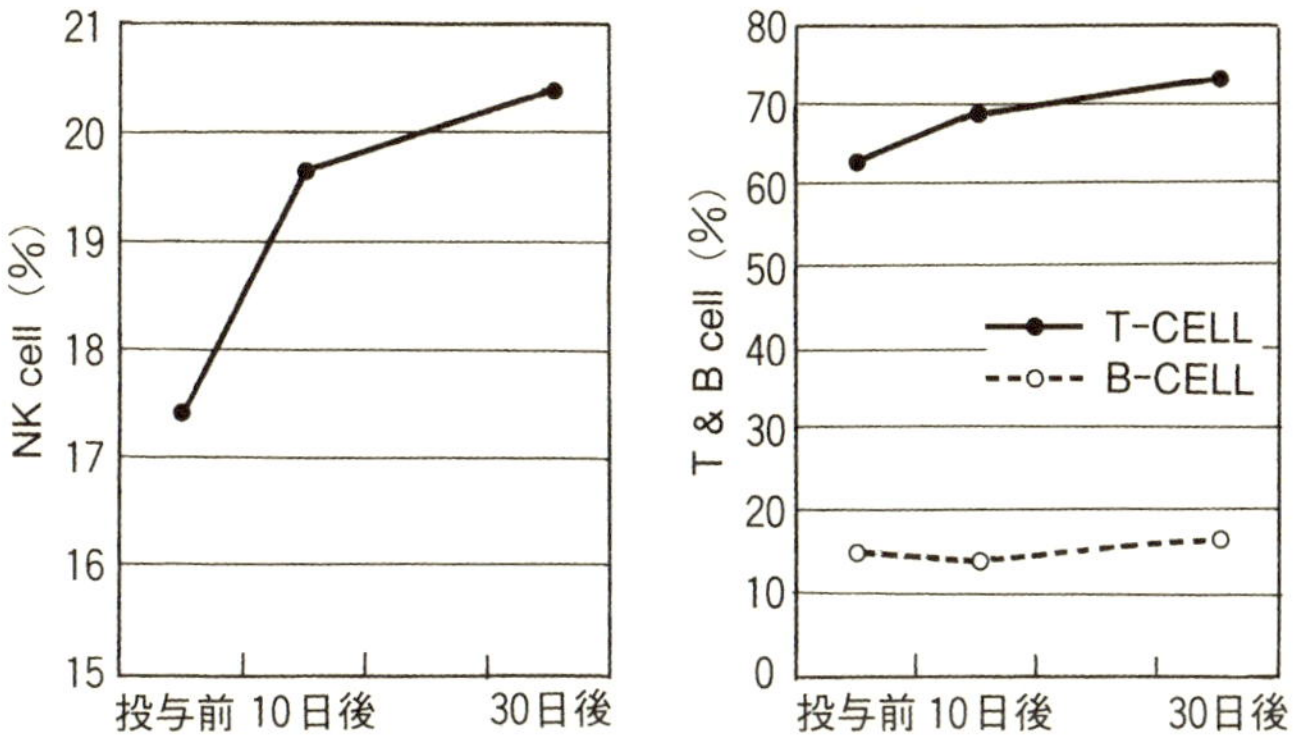

図3.10　カワラタケ抽出物の飲用による免疫賦活効果

した（図3・10）。しかしながら、B細胞には大きな変動はなかったとともに、増加したNK細胞やT細胞も異常に増加するのではなく基準値の範囲内でその率が高まる免疫賦活効果を実験協力者全員で確認しました。このようなカワラタケで確認された免疫賦活作用は、ヒメマツタケ、ハタケシメジ、マイタケなどでもヒト飲用による効果として確認しています。

このような、実験科学的研究に基づいた結果のあるキノコを生活の中で利用していくことは、疾患の予防の観点からも重要なことと考えます。

【用語解説】

T細胞　胸腺で分化成熟したリンパ球をT細胞といいます。T細胞はCD3と呼ばれる分子を表面に持っています。さらにT細胞は表面にCD4という分子あるいはCD8という分子を持つ細胞とに分けられます。CD4陽性細胞は

B細胞の抗体産生を補助する役割をもつことからヘルパーT細胞（Th 細胞：helper T cell）と呼ばれます。CD8 陽性細胞はその細胞障害活性から細胞障害T細胞（Tc 細胞：cytotoxic T cell）あるいは、キラーT細胞と呼ばれます。

B細胞　リンパ球系幹細胞のうち骨髄の中でそのまま分化成熟するものにB細胞と呼ばれるものがあります。このB細胞は適当な刺激があれば抗体を産生するようになる細胞です。成熟したB細胞の表面には、Ig（免疫グロブリン）M と IgD がともにあります。抗原刺激とT細胞からのシグナルで分化すると始めに IgM の産生が増加します。そして十分な刺激があると表面の免疫グロブリンも IgG、IgE、IgA に変化するとともに、それぞれのクラスの免疫グロブリンを分泌するようになります。

NK細胞　T細胞でもB細胞でもないリンパ球で、ナチュラルキラー細胞（NK細胞）と呼ばれるものがあります。この細胞は、腫瘍細胞やウイルス感染細胞の増殖を障害する能力がありますが、細胞障害性T細胞の場合と異なり、予め抗原刺激をしておく必要がありません。

3・4　血圧降下作用

マンネンタケは、古くから民間伝承的に血圧に作用する機能性物質があるとしてその子実体熱水抽出物が利用されてきました。その機能性成分としては、テルペノイド類のガノデリン酸、ガノデラールＡおよびガノデロールなどであると考えられています。血圧降下の作用機序は、血圧に関与するアンジオテンシン転換酵素の阻害に作用すると思われます。さらに、マンネンタケをはじめとする他のキノコ類の持つ機能性成分のペプチドグルカンにも血圧降下作用があることが確認されています。

キノコの血圧降下に作用する食品としては、キリンビール㈱が開発した特定保健用食品「ビー・フラット」があります。この製品は、ブナハリタケの熱水抽出物を本態性高血圧疾患モデル動物に経口投与して、血圧降下の応答を確認しているものです。この降圧機序としては、アンジオテンシン転換酵素の阻害活性が関与しているものと確認しています。また、この活性本体としては、ジペプチドのイソロイシルチロシンであると活性成分を同定するとともに、ヒト試験での効果も確認しています。

ブナハリタケで確認されたような本態性高血圧症に対する降圧作用に関しては、カワラタケ、バイリング、エノキタケ、シイタケ、タモギタケ、ハタケシメジ、ヒメマツタケ、マイタケ、バイリングなどの多くの種類のキノコでも確認されています。

カワラタケでは、その子実体熱水抽出物を本態性高血圧モデル動物に単回投与することによって血圧値改善に作用する結果が確認されている（図３・11）とともに、連続投与によっての高血

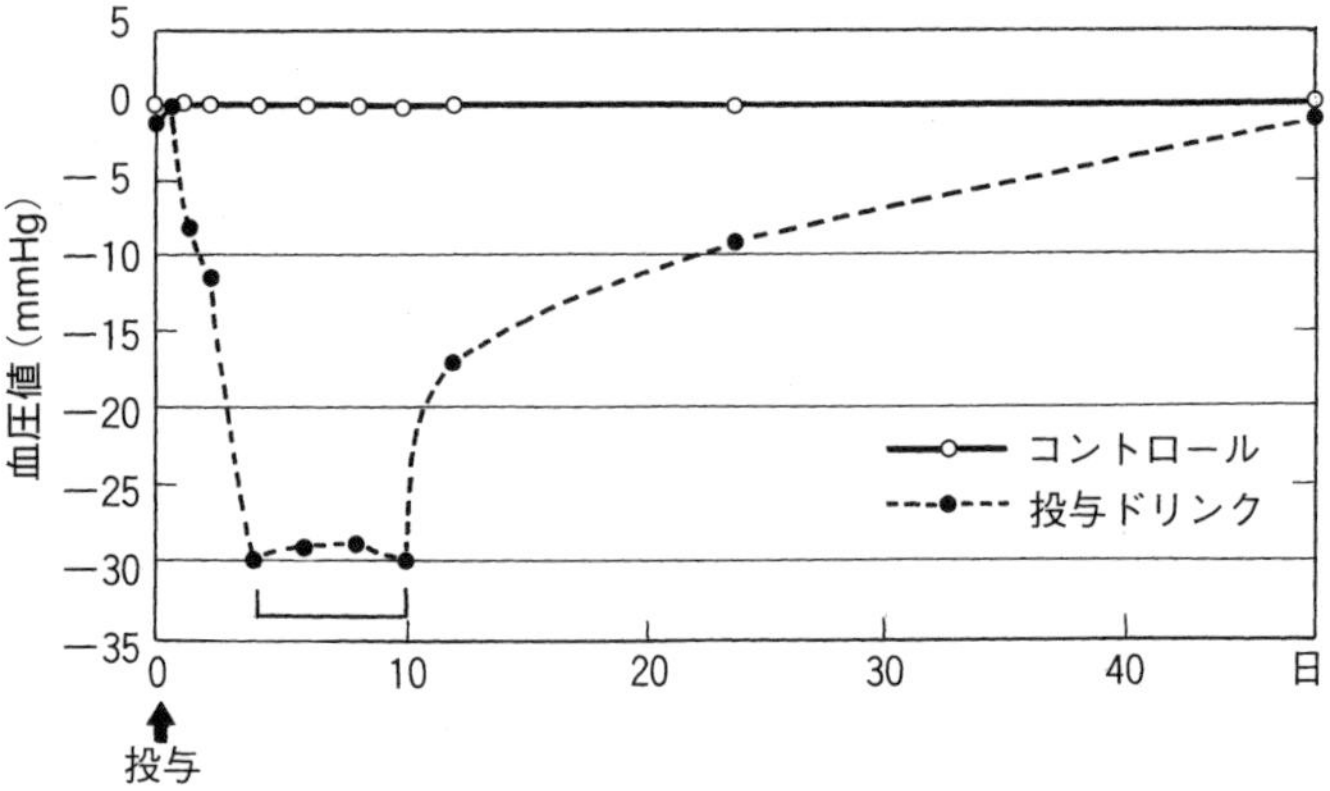

図3.11 カワラタケ抽出物の投与による血圧降下作用

圧改善効果も確認しました。動物試験とともにヒト飲用試験も実施したところヒトにおいても血圧改善効果が認められました。その作用点は、レニン・アンギオテンシンおよび心房性利尿ペプタイドをはじめとするホルモンバランスを調節するとともに、血流改善としてコレステロールなどの血清脂質の改善に効果をもたらしたものと考えています。

さらに、バイリング熱水抽出物の投与試験による一連の研究から、血圧治療薬であるカルシウム拮抗薬とバイリングとの併用療法による血圧への影響を検索しました。実験において、カルシウム拮抗薬を二分の一用量に減らしてもバイリング熱水抽出物を併用した場合には、カルシウム拮抗薬全用量投与時の降圧効果とほぼ同等な成績が動物実験で得られました（図3・12）。このような実験例を蓄積すれば、薬物療法の補助的機能性物質としてキノコを利用することが可能になるものと推察していま

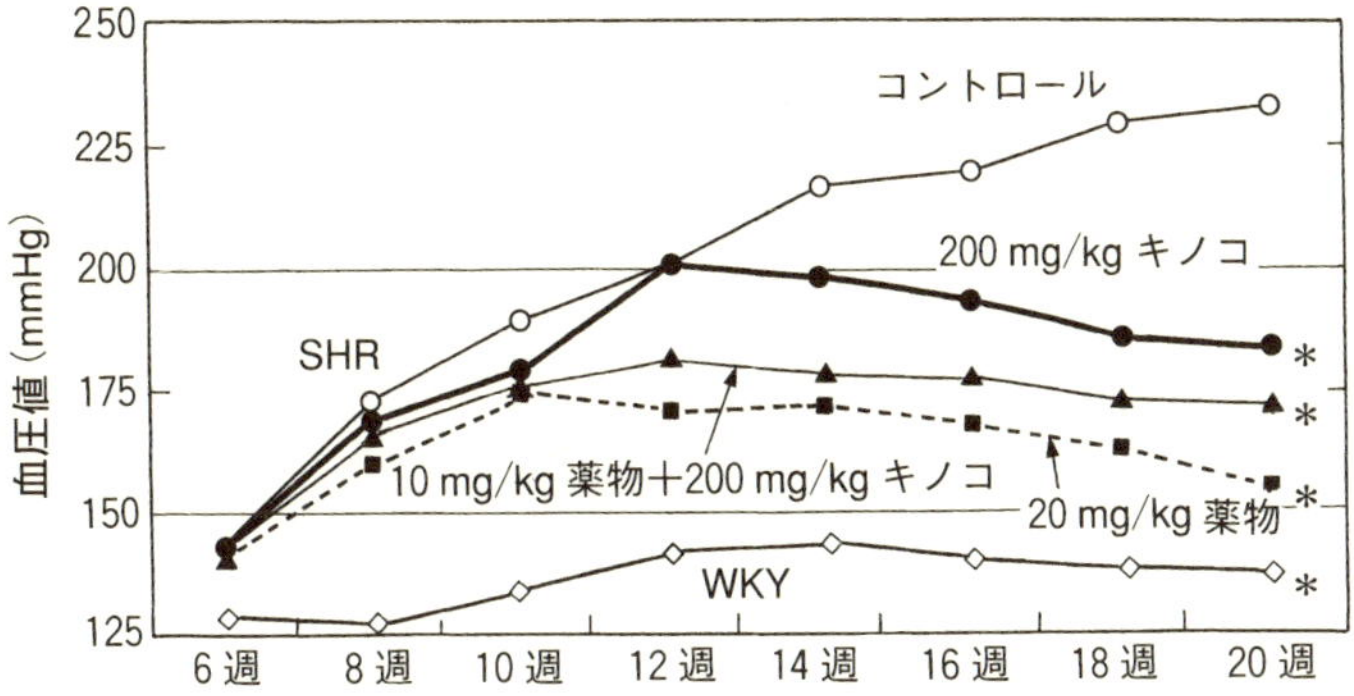

図3.12 血圧降下薬とキノコ抽出物の混合作用による血圧改善作用

す。

多くのキノコで、動物での成績がヒト試験においても確認されれば、キノコの機能性成分と薬物を併用し、薬物の減量が可能となるでしょう。このことは、病気の補助的治療とともに予防にも反映されるものであり、投薬量の減量は副作用や二次的害作用の軽減とともに、わが国の医療費削減策などにもつながるものと考えられます。

3・5　抗糖尿病効果

糖尿病の現況と治療

糖尿病は、膵臓のβ細胞によって産生されるインスリンの作用の低下によって、血液中の糖濃度が正常値よりも高くなる症状が慢性化する病気です。糖尿病の発症は、その要因によって次に示すような型に分類されています。

① Ⅰ型糖尿病……インスリン依存型糖尿病＝膵臓β細

胞が、なんらかの原因で破壊され、インスリンを分泌できなくなり、高血糖となるもの

② Ⅱ型糖尿病……インスリン非依存型糖尿病＝膵臓β細胞からのインスリン分泌量が低下したり、インスリンが血糖へ与える作用が弱くなって発症するもので、遺伝性素因、食事によるエネルギーの過剰摂取、栄養の偏った食生活、運動不足そしてストレスなどの生活習慣が関与して高血糖となるもの

③ 小児糖尿病……一五歳以下の小児期に、急激に発症する従来は「若年型糖尿病」と呼ばれたもので多くは、Ⅰ型糖尿病を発症するもの

④ 妊娠糖尿病……妊娠中にインスリンが必要量分泌されないときに、妊娠をきっかけに糖尿病が発症するもの（妊娠によって母体には、通常とは異なるホルモンが分泌されますが、このホルモンは、妊娠を順調に進める代わりにインスリンの作用を弱める作用があります）

⑤ ミトコンドリア糖尿病……ミトコンドリア遺伝子異常などの遺伝要因によって発症するもの

などです。

現在、日本の糖尿病人口は一三〇〇万人を越えると推計されており、国民の一〇人に一人が疾患者ということになります。しかしながら、七〇〇万人程度は、病気に気づかなかったり、糖尿病を軽視して適切な治療を受けていないともいわれています。

日本人の糖尿病は、上述した分類のうちⅡ型糖尿病の割合が九〇パーセントを占めています。この糖尿病は、生活習慣とも深く関連するため遺伝性・家族性ではない人でも発症します。自覚症状は初期にはまったくなく、病気が進行してから、気づくことが多いのも事実です。初期症状のない糖尿病は、進行すると恐ろしい合併症が起こります。代表的な合併症は、神経障害、網膜症、腎症などが多く、さらには脳梗塞、狭心症、心筋梗塞、糖尿病性壊疽、感染症などを発症することも少なくありません。

糖尿病の予防のためには、定期的に尿糖を調べる手軽な試験紙尿検査を自身で行なうことも必要です。さらに「だるい」、「疲れやすい」、「のどが乾く」、「尿の量・回数が多い」、「性欲減退」、「勃起不全」などの自覚症状があれば、早期に血液検査を行なって医師の判断を仰ぐことが重要です。その結果、糖尿病と診断されたのであれば、糖尿病に対する知識を持ち、生活習慣を改善することによって血糖のコントロール、食事、運動、血圧のコントロールを行なうことが大切です。

特に、日本人の糖尿病の九〇パーセントはⅡ型糖尿病ですから、食事療法をしっかり行なえば血糖のコントロールができます。食事療法といっても極端な食事制限ではなくエネルギー量をバランスよくし、インスリンを過剰に必要としない献立が良いでしょう。ここではその食事内容についてては触れませんが、心配な方は医療機関などに相談すれば管理栄養士が適切なアドバイスをしてくれます。

さらに、合併症などによる心臓病がない軽度の糖尿病疾患者には、適度な運動が非常に重要です。運動作用によってインスリンの活性が高まるとともに、筋肉中のグリコーゲンが消費されたり、血液中のブドウ糖が筋肉に取り込まれる作用が促進し血糖値が低下します。また、食事や運動による療法の補助的手段として薬物療法が行なわれますが、これは、経口糖尿病治療薬療法とインスリン療法に大別されます。糖尿病は、慢性的な病気ですから薬物療法をメインとして行なうことよりも、規則正しい生活習慣を行なうことが必要です。その生活の中での食事の補助として現在、食品機能成分による糖尿病予防と治療効果の推進が求められています。

インスリン非依存性糖尿病モデルラットによる糖尿病改善

糖尿病には、インスリン欠乏のためにその補充を必要とするインスリン依存性糖尿病（I型糖尿病）とインスリンが十分量生産されているのにもかかわらず、受容体や糖輸送担体の異常などの理由で作用が発現されないインスリン非依存性糖尿病（II型糖尿病）とがあることは前述したとおりです。糖尿病の治療には、各種の運動療法、食事療法、薬物療法が施行されていますが、適切な予防法および改善法を早急に確立する必要性の観点からキノコ類でも子実体乾燥熱水抽出物の抗糖尿病効果について疾患モデル動物（GKラット）を用いて検証が行なわれています。

モデル動物に対しての抗糖尿病効果が確認されたキノコとしては、ヒメマツタケ、ヤマブシタ

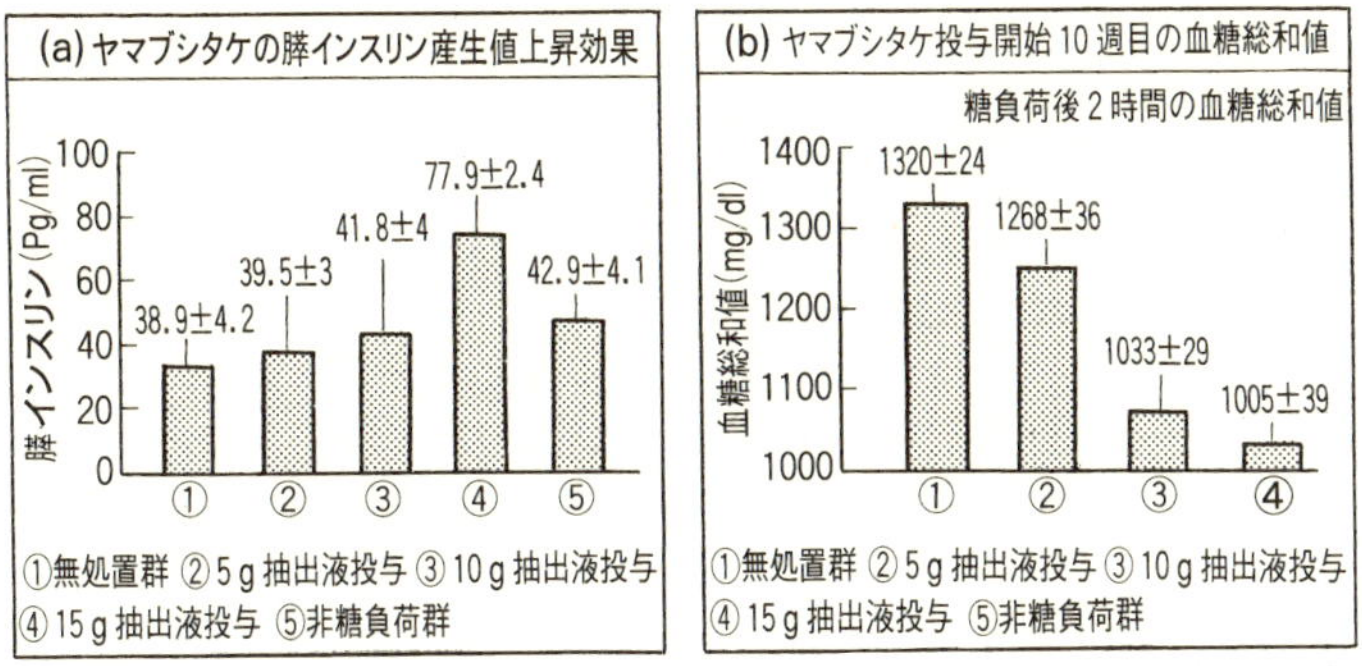

図3.13 キノコ抽出物の飲用による膵インスリン値上昇作用と血糖総和値の下降作用

ケ、ハタケシメジ、ブナハリタケ、バイリング、カワラタケなどです。

これらキノコの子実体乾燥物熱水抽出物の投与によって血糖値の低下が認められた多くのキノコで、膵インスリン値の上昇が確認されました（図3・13(a)）。この上昇の原因を確認するために膵臓の病理切片を作製し、染色した細胞を免疫組織学的に解析しました。その結果、キノコの熱水抽出物の投与による膵ランゲルハウス島の組織障害やβ細胞の減少の抑制に関する組織と細胞の保護作用が認められました。

血糖値の下降作用（図3・13(b)）と細胞障害抑制作用の結果から考慮すると、熱水中に抽出されるキノコの持つ機能性成分のいずれかが細胞外マトリックスの修復作用を有しているか、あるいは糖処理能の向上に作用しているものと考えられます。糖尿病モデルラットの膵β細胞機能を回復させ、インスリン産生を増加するに伴って、インスリン分泌機能を亢進させることが確認されていることから、キノコの持つ抗糖尿病に関する機能性は、Ⅱ型糖尿病に対して特に有効であると考察します。

3・6　抗高脂血症効果

近年、日本人の生活習慣が大きく変化したとともに、食生活の多様化や美食ブームから一般的に若年層からすでに肥満化する傾向にあります。さらに、超高齢社会への突入によって、加齢や生活習慣に関わる病気「生活習慣病」が急激に増加しています。

生活習慣病の中でも高脂血症は、肥満や運動不足から増加する傾向にあり、現在のままの生活習慣を続けることは世界でもトップとなった平均寿命を引き下げるとも予想されます。このような背景をもとに国民の多くは、自らの健康管理に何らかの関心を示し、健康指向の強い人などは、食物繊維が多く含まれるキノコをダイエット、肥満予防および高脂血症の改善のために摂取することなどを心がけています。

キノコ類の高脂血症および肥満に対する改善効果を明らかにすることを主目的として実験を行なったところ、ヒメマツタケ、ハタケシメジ、カワラタケ、バイリング、エリンギなどの多くのキノコでその改善効果が確認されました。すなわち、病態モデル動物の中でも、ヒト肥満・高脂血症の型に類似すると考えられている常染色体性の単純劣性遺伝様式を取り、病因遺伝子（fa

遺伝子）をホモに持つ個体（fa/fa）のみが肥満を呈すZucker-fattyラットを使用して、キノコの投与による血清脂質低下ならびに肝細胞内での脂肪蓄積の状態によって増減する脂肪滴への影響を中心に観察したところ、病態改善の評価が得られました（図1・38参照）。さらに動物実験と同様にヒト飲食試験をカワラタケ、ハタケシメジ、バイリングで実施したところ、飲食による血清脂質改善効果も確認されました。

低カロリーで腸管の運動を促進する食物繊維を多く含むキノコ類を日常的な食材の一つとして利用することは、わが国の食環境から見ても必要不可欠なものと考えます。

3・7　認知症改善作用

ヤマブシタケは、北半球の温帯地域（中国・日本・アメリカなど）に分布し、日本では山伏が衣の胸につける飾りに似ていることから「ヤマブシタケ」と命名されました。このキノコは、サンゴハリタケ科サンゴハリタケ属のキノコであり、夏から秋にかけて広葉樹の枯れ木や立ち木に傘を分化させない倒卵形、球形（人の頭のような形状）で直径数センチメートルから二〇センチメートル程度の大きさの子実体を形成する白色腐朽菌です。なお、子実体の上表面を除く全面より一センチメートルから五センチメートル程度の無数のとがった針を垂らし、若い子実体では白色を呈しますが、しだいに淡黄褐色となります。肉質は柔軟で内部は多孔質でスポンジ状です。

このキノコは、中国では古くから食経験があり、テナガザルの頭にたとえてシシガシラと呼ばれているそうです。アメリカなどでは中国名を英訳し「モンキーヘッド」と呼称します。漢方においては、乾燥した子実体を粉砕したものを「猴頭《ホウトウ》」として処方するキノコです。

このヤマブシタケに、認知症の改善に作用する神経系の成長因子合成誘導促進物質（ヘリセノン）を含有することが河岸らの研究によって発見され、脳を活性化するキノコとして注目が集まりました。このヘリセノンの発見をもとにして、群馬県の宏愛会第二リハビリテーション病院（笠原浩一郎院長）でヤマブシタケ乾燥子実体五グラムを半年間毎日連続的に味噌汁に入れて摂食する方法によって臨床試験が実施された結果、認知症患者の自立度を測定する国際的評価基準ＦＩＭ値が摂食前と比較して有意に改善される効果が出たとの報告があります。この臨床試験を検証する動物実験において、アルツハイマー型と血管性の両認知症モデルのラットでヤマブシタケ由来の天然ヘリセノン投与による記憶保持および学習能力の向上などを明らかに確認する成果も得られています。

さらに、ヤマブシタケの脳細胞保護作用に関する最新の研究が、藤原らによって行なわれ、成果が報告されています。その研究は、一過性の中大脳動脈閉塞による脳梗塞に対するヤマブシタケの作用を検討した実験であり、血流障害に伴う脳梗塞の発現に及ぼすヤマブシタケ（成人一人あたりが一日に乾燥物を一～二〇グラム摂食するのと同量になるようにマウス体重に換算した投与法）の効果は、投与量に比例して脳梗塞部位の形成が抑制されるものとして確認されました。脳細胞保護作用は、特に六例中二例に至っては、ほぼ正常状態に保たれていたことなども確認されています。したがって、ヤマブシタケは脳梗塞後遺症に見られる運動機能障害、記憶障害および情動障害を予防する改善効果をもつものと考えます。なお、この結果に個人差は予想されるものの、ヒトにおいても充分期待できるものとしても注目されています。

さらに、ヤマブシタケをはじめとした多くのキノコには、認知症などの加齢に伴う各種疾患の予防や治療においても、代謝や免疫の活性化といった面で大きな期待が持てるものと考えます。

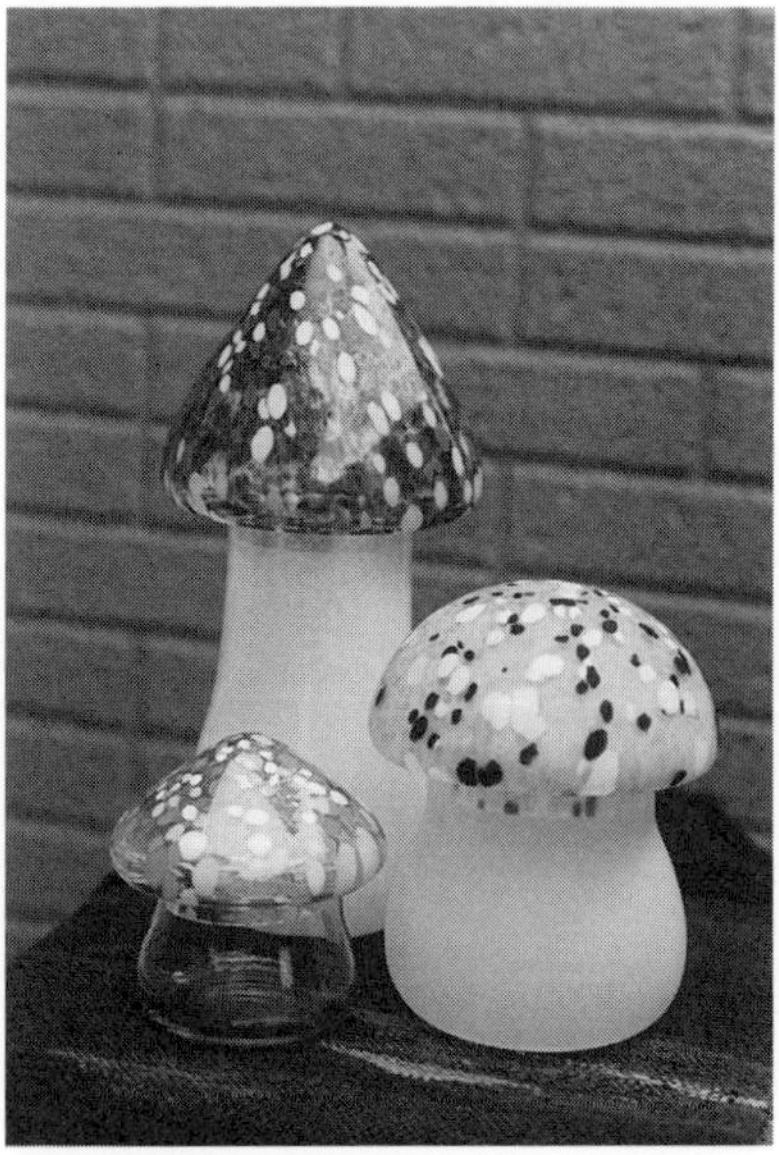

キノコのガラス容器

第4章　スギヒラタケの毒性と予防対策

スギヒラタケ（図4・1）は、キシメジ科スギヒラタケ属のキノコで、北半球温帯以北に分布し、秋に針葉樹、特にスギの古い切り株や倒木に発生する木材腐朽菌です。スギ林に発生する数少ないキノコの一つであることや真っ白な色をしており、一度に多数が重なり合って発生することから林内でもたいへん目立ち、これまでに毒キノコとまちがって摂食した食中毒例などの報告はありません。スギヒラタケは美味で、古くから食経験のあるキノコです。

このような無毒のスギヒラタケを二〇〇四年九月末から一〇月上旬に摂食した人の中に、急性脳症による死者が出たとの報道がなされました。第一報では、その症状による死亡者が一定地域に限定されたものだったので、採取者が鑑定を誤って神経性中毒症状を引き起こす別のキノコと誤食したことや、特定採取場所からの採取によるキノコの子実体（可食部）そのものに中枢神経へ作用を及ぼす毒性を持ったカビなどの胞子やウイルスなどが付着したことによるものではないかと考えられました。

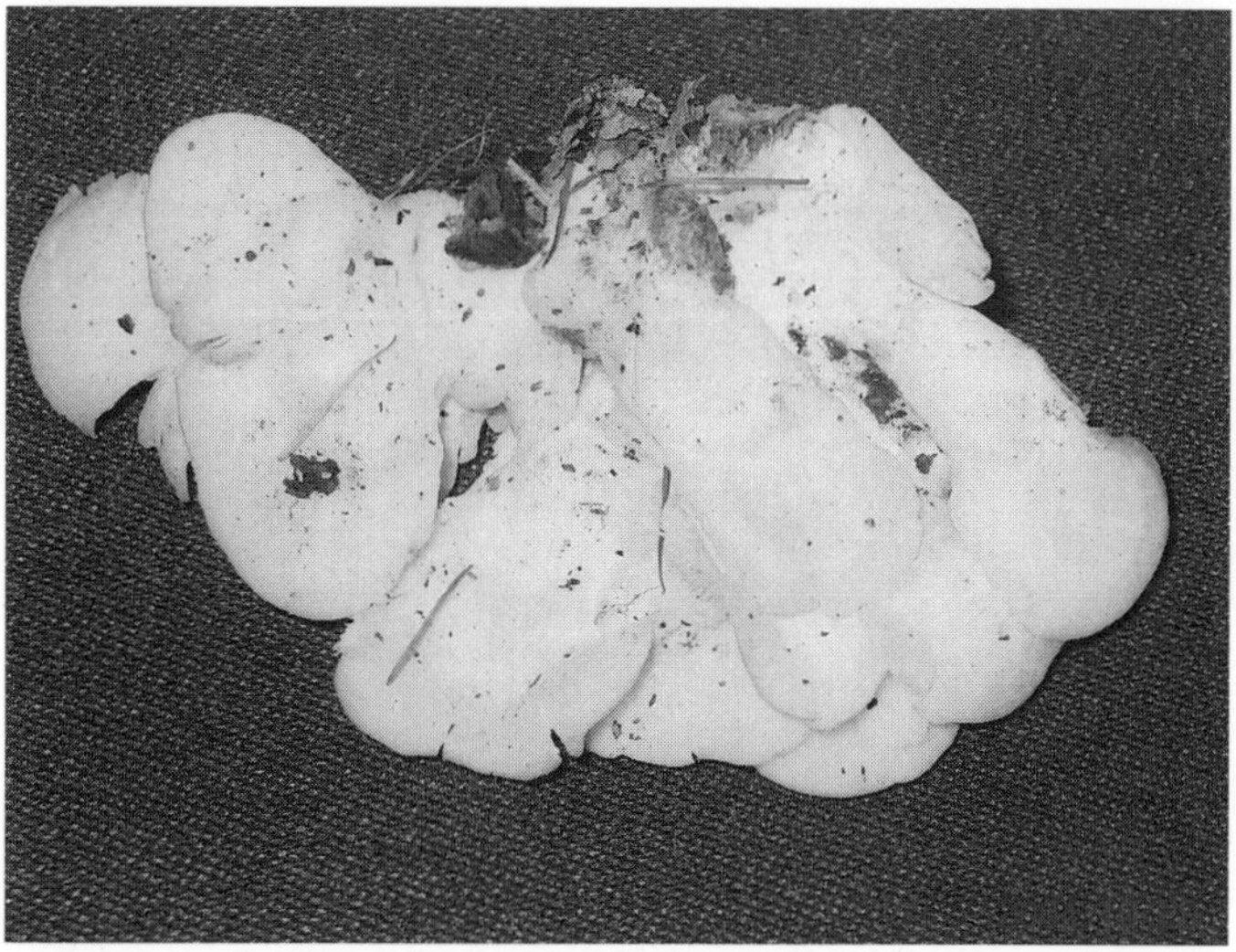

図 4.1 スギヒラタケ子実体

しかしながら、十月下旬までに被害は広がり、秋田、山形、新潟、宮城、福島、石川、岐阜、福井などの各県でスギヒラタケを食べた多くの人を含む約六〇人が原因不明の急性脳症（ウイルスや細菌などの感染や中毒物質が生体内に取り込まれたときに、臨床的に意識障害、けいれん、高熱などを発症し、急性的に重篤症状を経て死に至るもの）を引き起こし、そのうち一九人の死亡が報告されました。厚生労働省厚生科学課は、発症者の大半は腎機能障害のある五十代以上の中高年者であり、それらの患者からは脳症・脳炎を起こすウイルスや細菌は見つからなかったと報告しました。

キノコは、発生した場所の環境や宿主とした培地素材に何らかの変化があれば保持する成分の変性も見られます。しかし、そのような環境

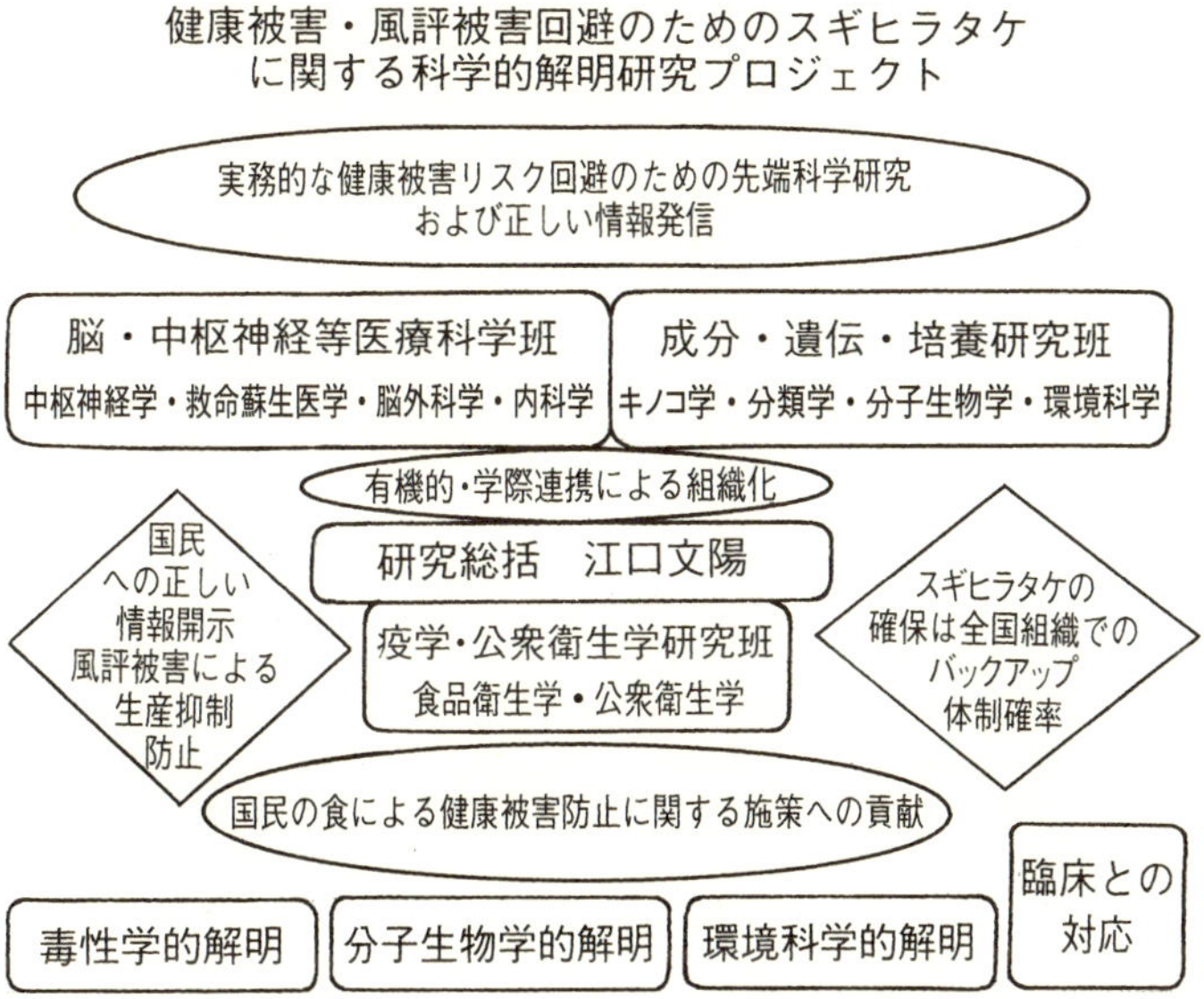

図4.2 スギヒラタケ食中毒発生メカニズムの解明研究

変化によって急激にスギヒラタケが脳症や脳炎を発症して死に至らしめるまでの毒性物質をキノコの生体内で一過的に合成するとは考えられません。このようなことが発生した原因を解明するための研究は現在も行なっています（図4・2）。二〇〇五年に採取したスギヒラタケで、毒性が観察されたものは、採取した広い地域で確認されています（図4・3）。

4・1 毒性物質探索

一連の毒性が、スギヒラタケそのものの持つ物質なのか、付着・吸収物質なのかを確認するため、採取したスギヒラタケに対し、農薬などを含む化学物質の分

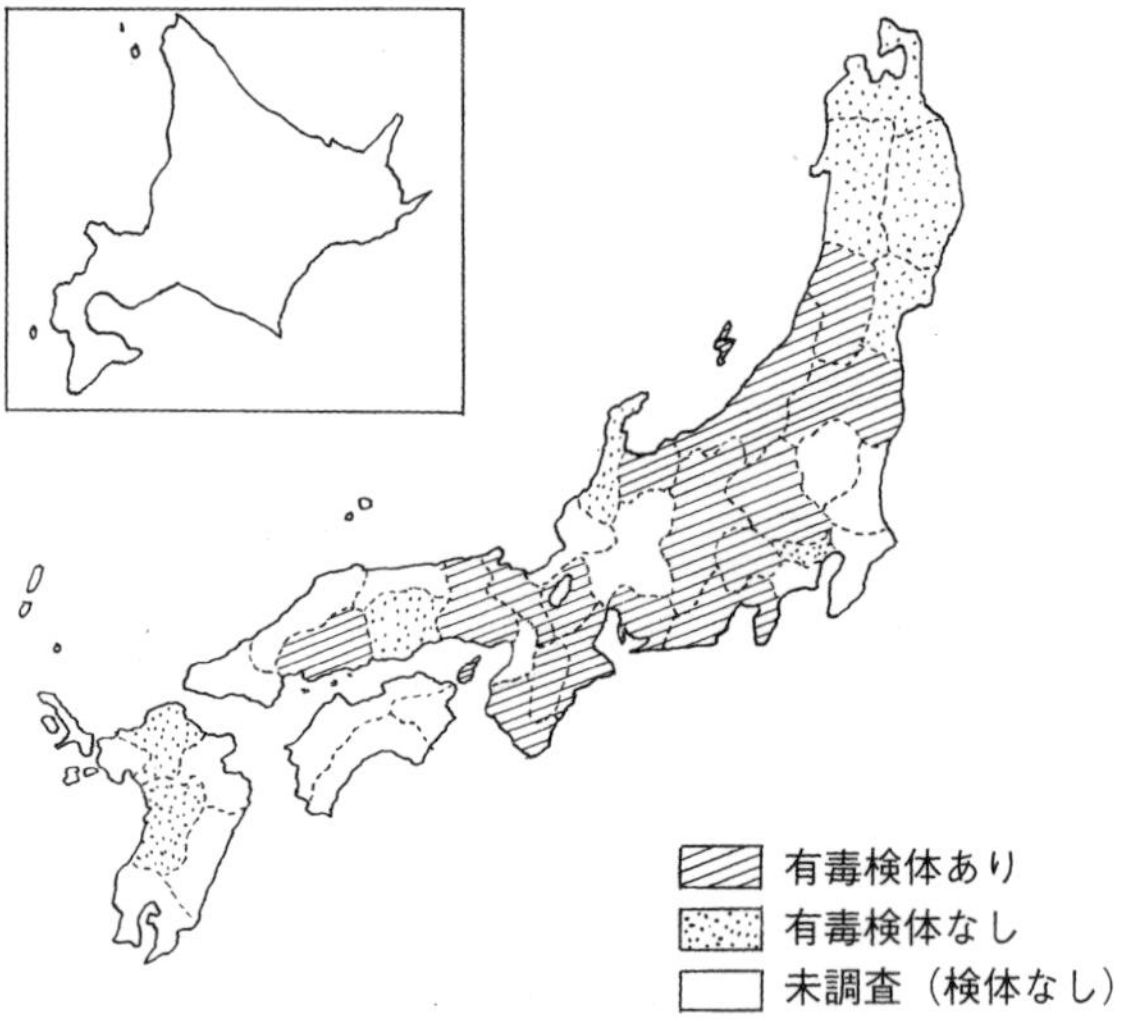

図 4.3 スギヒラタケの毒性が確認された地域（2005 年度）

析を行ないましたが、それらの物質は検出されませんでした。また、重金属のヒ素、カドミウム、鉛、クロム、水銀および食中毒に起因すると考えられる病原性微生物も検出されませんでした。また、日本腎臓学会などは腎障害治療薬と今回のスギヒラタケに直接的因果関係はないとした報告をしています。

以上のような結果から、脳症の原因はスギヒラタケによって産生される何らかの物質であると仮定されますが、スギヒラタケがもともと持つ物質なのか、環境内での他の生物との競合によって発生したのかは、現在は科学的に証明されておりません。現在までのところ、スギヒラタケを毒キノコと決定することはできませんが、スギヒラタケの個体による差はあっても、経口投与（口からの摂食）、腹腔内投与（お腹の中

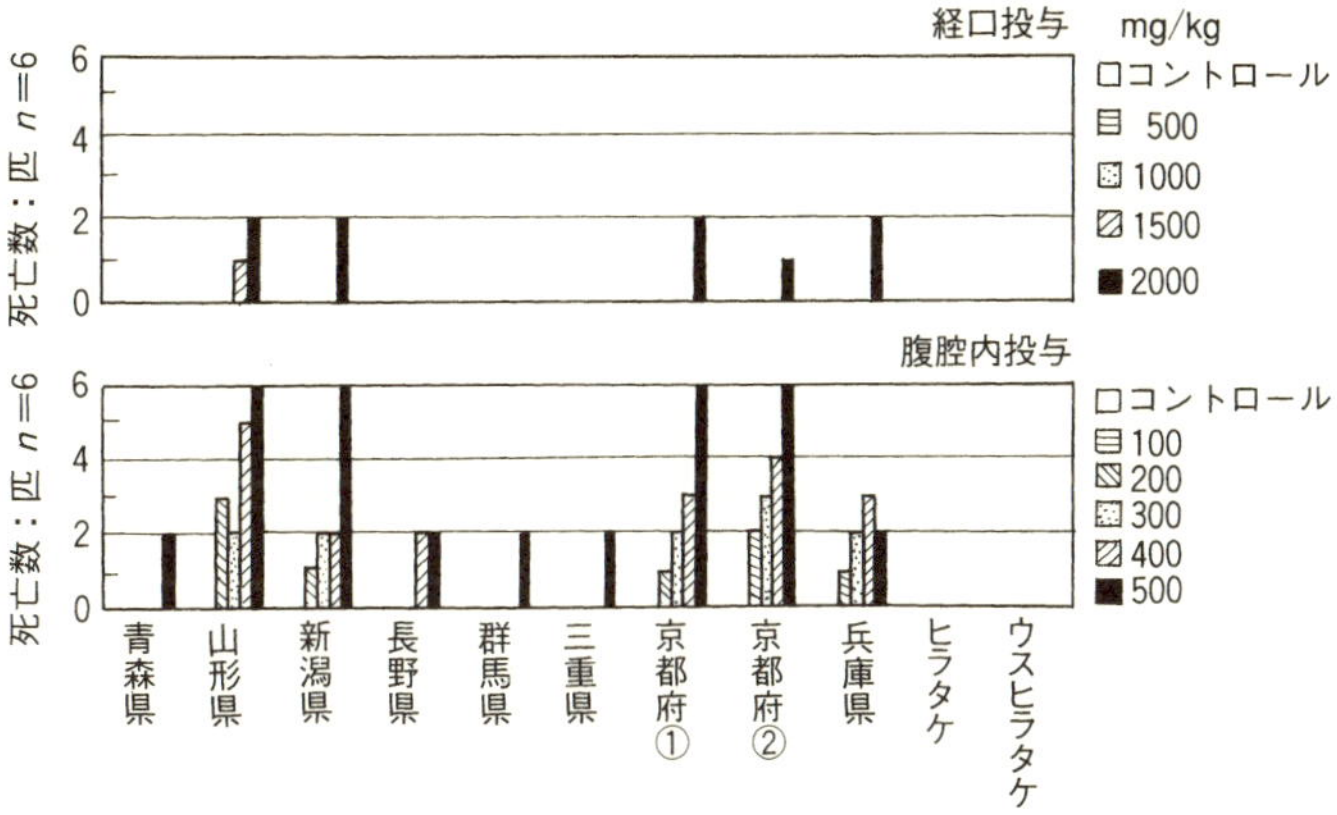

図 4.4 スギヒラタケの致死性と一般キノコの安全性

への注射による投与）いずれの方法でもマウスの致死性が確認され、特に腹腔内投与では低濃度でも高い毒性が観察されていますので、摂食は避けることが必要と考えられます。一般的な食用キノコにおいては、このような投与方法を用いても毒性は致死性を示すことはありません（図 4・4）。

なお、現在のところ毒性物質は熱に強く熱水はもとよりエタノールなどの有機溶剤を用いた抽出でもスギヒラタケから抽出できる物資であることがわかっています。その物質の特定は、近い将来されることと思いますが、タンパク質あるいは糖タンパクの複合体ではないかと推察しています。

4・2 腎機能障害とスギヒラタケとの関係

ヒトでの死亡例での調査の結果、透析患者や腎機能低

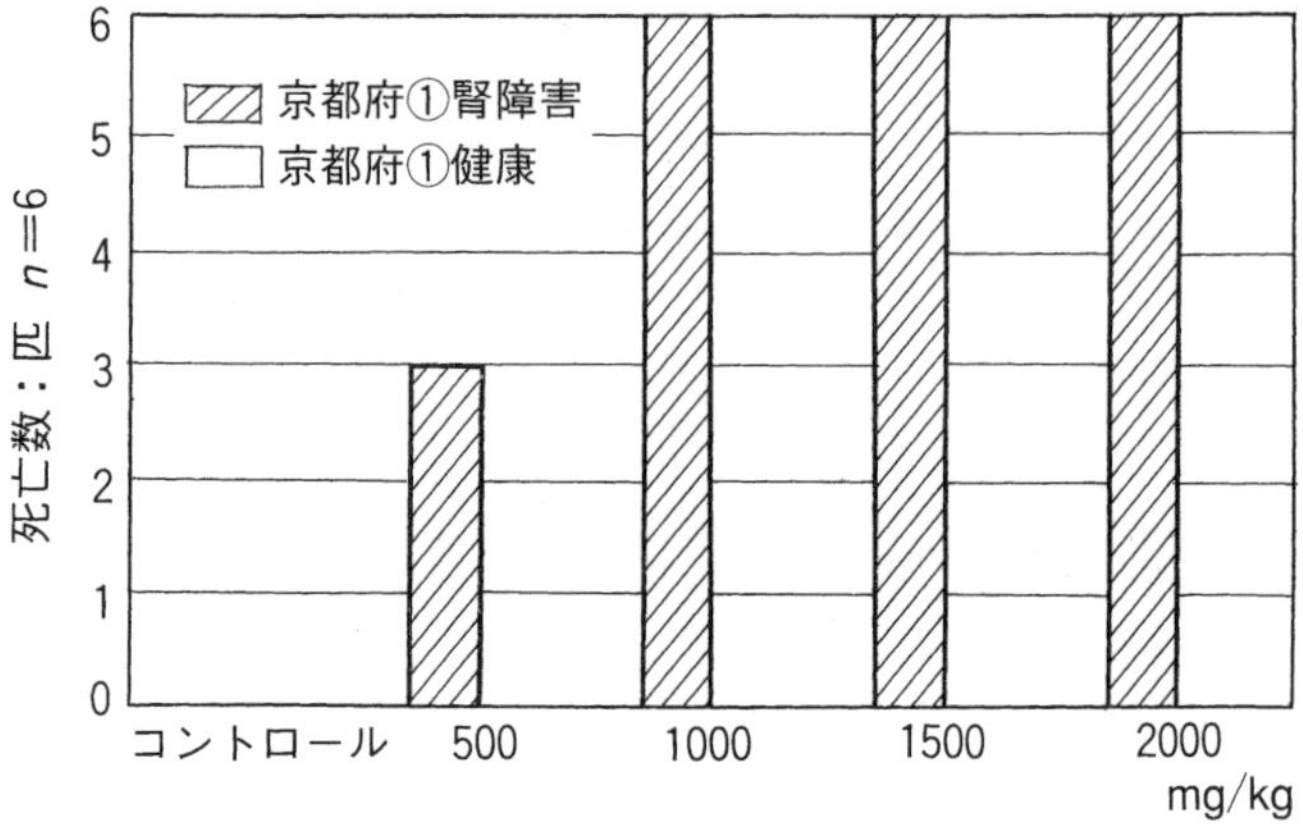

図 4.5 腎障害ラットで確認された致死率上昇の結果

下の患者が被害者になったとの見方が強く、その因果関係を探るために手術と薬物投与によって作製した腎機能障害モデル動物での検索を実施しました。そのモデル動物にスギヒラタケ熱水抽出物を経口投与したところ、ヒトでの被害報告と同様に腎機能低下の状態で死亡率がきわめて高い結果（図4・5）となりました。

4・3 予防対策

一般的に、経口による単回での摂食可能量のスギヒラタケ子実体の摂食であれば、健常な生体（マウスとラット）においては健康被害に至らなかったものの、腎機能障害や腎不全の病気を伴う場合、量的にはやや多いのですがヒトが摂食する可能性のある量での健康被害が確認されました。一般的に、私たちは、日常生活の中において腎機能障害や代謝機能障害が自覚症状なしに進行している場合などもあることから、スギヒラタケの摂食には注意をはらう必要があるものと考えます。

私論として、これらの結果のみによって生物資源としてのスギヒラタケを毒キノコとして判断することはできませんが、健康被害の原因物質としてスギヒラタケを否定することはできないと考えています。

なお、健康被害防止の観点からスギヒラタケの摂食に関しては、厚生労働省、林野庁、都道府県庁などの機関から発信される情報に基づき、その摂食などについては慎重な対応を取ることが必要でしょう。

4・4　風評被害のない正しい情報認識のために

スギヒラタケは *Pleurocybella porrigens*（Pers.:Fr.）Sing. という学名のとおり、キシメジ科のキノコですが、ヒラタケは *Pleurotus ostreatus*（Jacq.:Fr.）Kummer　ウスヒラタケは *Pleurotus pulmonarius*（Fr.）Quel. でありヒラタケ科に属するキノコであって分類学的にも異なる種類です。また、スギヒラタケは、菌糸成長速度が遅く人工栽培のむずかしいキノコであり、野生に発生するキノコの子実体を採取して食べるため、採取した場所の環境（森林環境や発生した樹種や

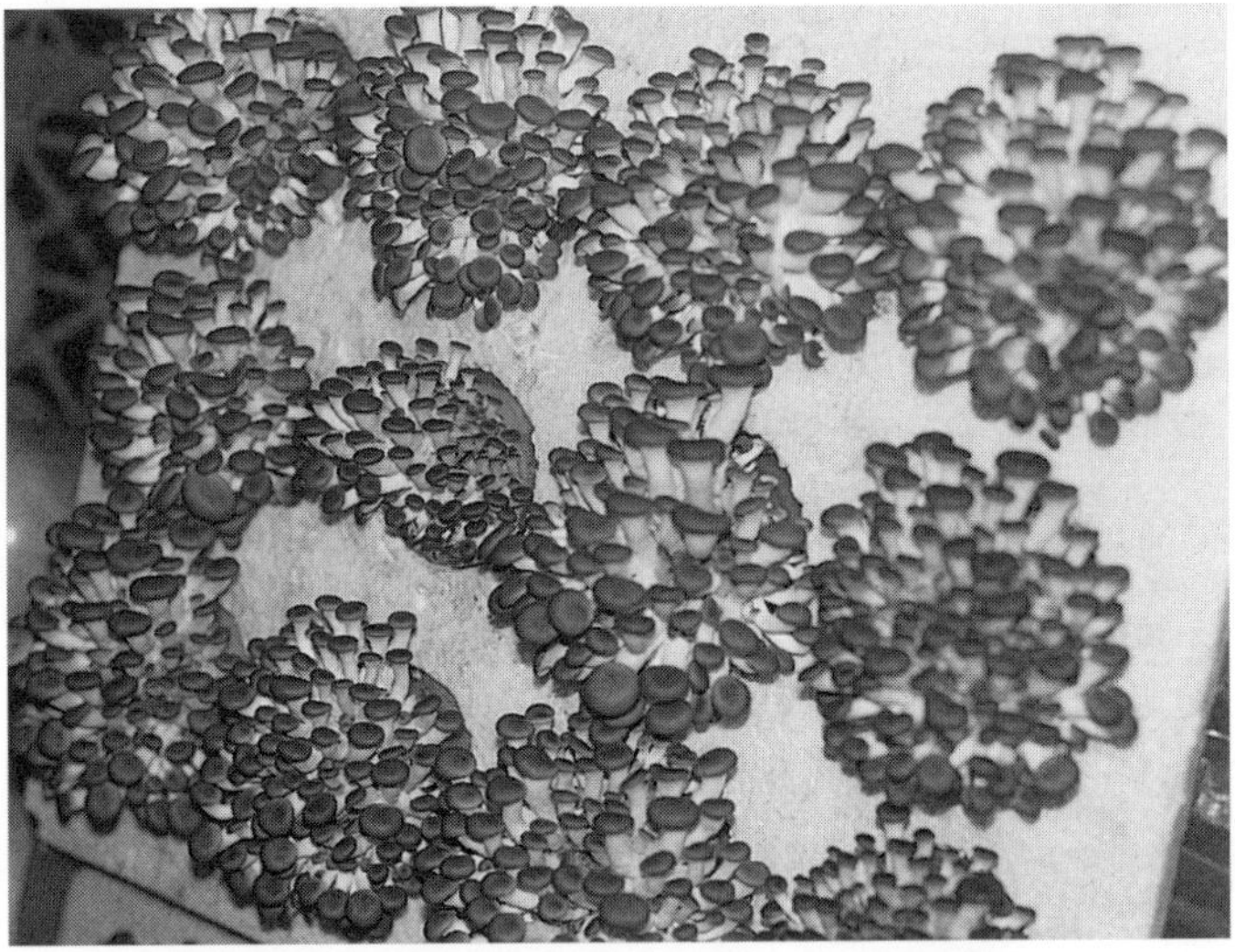

図4.6 ヒラタケの人工栽培（安全性の高い栽培法）

その地域の土壌成分および農薬などの散布状況など）によってその安全性は異なる場合があります。しかしながら、店舗で販売されているヒラタケやウスヒラタケは、ほぼ一〇〇パーセントが人工栽培（図4・6）されているキノコであり、安全性を確立した栽培環境（使用培地材料の種類と組成や発生室の湿度環境制御など）で無農薬生産されるため、自然界の影響を受けやすい野生キノコとは異なり、きわめて高い安全性が確保されていることを多くの消費者の方々に認識していただきたいものです。

ここまでの研究においては、前述のごとく、「スギヒラタケ＝毒キノコ」とするにはまだ至っておりません。なぜ二〇〇四年から発生したスギヒラタケが急に脳症の発症に起因するようになったのかを、科学的に解明することが目下の課題です。遺伝子領域やキノコの発生に関する生理生態学的領域の研究、および人工的な生産技術を駆使して栽培手法を変えた実験に取り組み、単なる毒性のありなしの判断のみに終始することのない研究を現在継続しています。

また、これら一連の研究の目的は天然物を採取して食す、日本人の習慣を損ねてしまうことのないようにすることであり、天然物が原因と疑われるような健康被害の防止策の一助となるようにしたいと著者自身は考えています。

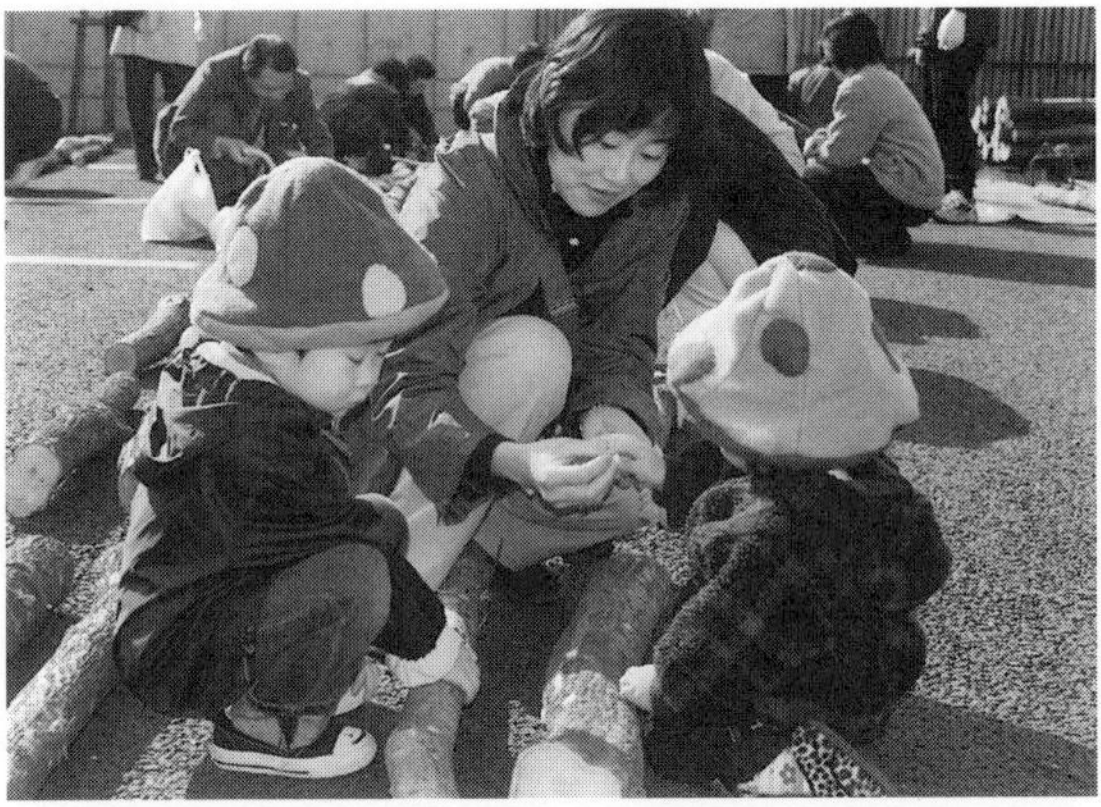

キノコを形どった帽子

第5章　キノコ産業の産学連携による活性化

多くのキノコは、低カロリーで良質なタンパク質、食物繊維、多糖類、ビタミンおよびミネラルなどを含有しています。したがって、病気の予防や治療に効果を発揮する活性本体が見つかり、創薬の原材料となることを大いに期待しながら著者は研究を進めています。

そのような「キノコからの創薬への道」を作り出すためには、多くの研究によって解決しなくてはならないポイントがあります。私はそのポイントこそ、他の領域でも活発に連携が組織されるようになった産学の連携ではないかと考えています。「キノコ産業の産学連携成功への道」について、私の考えを述べてみたいと思います。

5・1　製造を基軸とした産学連携

わが国の経済社会が、独自の先進的技術を保持して国際競争力の中で維持・躍進するためには、これまで以上にすぐれた知的財産権を創出し、各種製造業（ものづくり）を基軸とした社会の活性化が不可欠です。そのためには、社会のニーズに対応したシーズ（企業が消費者に提供する新技術・サービス）を展開していくことが必要です。さらに、シーズの価値観を現在のニーズとマッチさせることはもとより、少し先行した時代のニーズへと対応させるべき先見性を磨くことが重要ではないでしょうか。

新規生産物の創出のために、大学や公設試験研究機関などの「学」の持つシーズと社会のニーズとをいかに結びつけるかが、低迷するわが国の経済への何よりのカンフル剤となることは確かです。このことは、キノコ産業界にとってもきわめて重要なポイントと考えられます。現在、「学」の保有するシーズの中には、キノコ類を扱う産業界や製造ラインとのマッチングによって新規有用製品を作り出すことが予想されるものも多いと考えます。

現在、わが国では、産学連携といった言葉が一種の流行のように目につくようになりました。しかしながら、実社会における産学連携事例の中には、その取り組みが誤った観点において推進され、成果なき連携になっていることも多いようです。真の効率的な産学連携の成果を産むためには、産業界と研究者がお互いに高いレベルの意識をもって研究開発の促進や製品化をスピーディーに行なうことが重要です。

５・２　公的研究機関の有効活用

産学連携による「成功への道」を推し進めることを前提として、私論も含めた上での見解を述べることとします。大学などの研究者が、実用化の見込める新技術に対して自らプレゼンテーションを行ない、企業とのマッチングや技術導入が図られる例も多くなってきています。しかし、わが国では一般的に産学における「学」は、大学や高等専門学校などを指し示すものといった見方が大勢を占めています。「学」に関するこういった考え方はまちがいであり、「学」とは、研究や開発を基盤としている全研究（技術）者を指すものであって大学などとは限らないのです。

したがって、わが国の税金を利用したり、公的競争資金獲得へのチャレンジが可能な国立、独立行政法人、都道府県、市町村、公益法人などの試験研究機関も「学」に分類されるものであり、分配投下式による予算を利用しての試験や管理研究のみではなく、新規性、独創性に富み、産業創出を目指す有用研究を競争的かつ意識的に行なうことが必要です。

特に、わが国では、バブル期において、中央からの投下方式での予算分配によって、全国横並びの「はこもの」研究施設と、稼働率の少ない、時には、稼動なき高価精密測定機器などが公的試験研究機関に設置されていることが多いようです。この施設や機器の有効活用が産学連携および新技術創出の近道ではないでしょうか。公設機関の利活用にあたっては、機器の運用資金や人材面で問題が散見されるのも事実ですが、その対応にこそ行政が力を注ぐべきではないでしょうか。

生産コストの安い諸外国に対応して日本経済を活性化するためには、独自の知的財産権や開発権などを行使していくことが必要です。そのためには、「勤勉」という日本人の特質を再度思い出して、社会のニーズに答えられるシーズの基盤構築と、応用への変換を各領域の研究者や技術者が保有機器やマンパワーを駆使して競争的に取り組むことが何よりでしょう。

5・3 マッチングがカギ

欧米諸国においては、特許権を保持した民間流動的研究者が大手企業や投資家とのマッチングによって、ベンチャービジネスを展開していることも多く見られます。現在、製造業を中心とする生産・開発企業は、広く世界の学（人の頭脳を含む知的財産）に目を向けていくことが必要です。また、わが国で見られる産学連携というと企業が研究者に費用投下し、研究者は保持する技術を提供するものといった考え方が一般的になっています。しかし、そのような考え方では経済の低迷を抜本的に改革する国際競争力のある産学連携はあまり機能しないのが事実と考えます。

有効的な産学連携推進のためには、企業側は大小に関わらず研究開発部門を持つことではないでしょうか。その研究開発部の人材を社会人博士課程などの制度を活用して大学へ派遣し、知的財産権を考案する技術開発力を産学共同で磨き上げるとともに、学位を持つ社内研究員の育成へとつなげることも一つの方法ではないでしょうか。

さらに産学連携では、より効率的なマッチングが成功のカギとなります。私が知り得るマッチングにおいては、コーディネーターが抑制する立場になっていたケースも多くあります。産学双方ともにコーディネーターに対する目利きが必要でしょう。時に大企業出身者がコーディネーターとして仲介を斡旋することもありますが、連携の実施は企業と研究者との相性が重要なので、コーディネーターの経験のみに頼る連携ではなく、ルールや契約基本方針を双方納得したうえで、産学直接交流形態で連携することが何より重要です。とかく日本の産学連携は、契約書なきまま進行することも見られますが、これは双方にとって益なき行為であると認識するべきです。

さらに、産学連携が推進されても、互いにその成果に対して第三者的評価基準を持って再確認することが必要です。そのためには、一貫したポリシーを持つこと、特許出願や学術論文の構築を行なうことが必要です。

私自身も上述したポリシーを貫いて、複数の産学連携の実践をこれまでに推進してきました。しかしながら、その成果は、まだまだ小さなものに過ぎません。そこで私は、知的財産権を活かした高崎健康福祉大学発ベンチャー企業「マッシュ・テック株式会社」を設立しました。これは、私自身が経営者になりたいがために設立したわけではなく、自分の行なってきた研究が社会に貢献できるシーズなのかを問う挑戦なのです。大学の研究は基礎研究であり、即戦力および実用化にはつながらないといった厳しい評価を受けることもありますが、大学発ベンチャーを大学内に設置する意味は、将来が期待される基礎を習得する学生にも、実験に失敗すれば試薬などは損失となることを認識させるとともに、どの段階でどんな純度の試薬を選定させるかなどといった実験計画、予算案も立案させ、経営感覚も身につくように指導し、就職先での即戦力の学生や院生の教育に効果を導きたいと考えています。

現在、キノコ研究を基盤とした国内の大学発ベンチャー企業は、九州大学発ベンチャー企業「株式会社マッシュピア」も誕生しています。キノコを基盤としたこのような大学発ベンチャー企業がさらに誕生し、キノコ産業の発展に寄与することができれば何よりと考えます。

近年は、有用なシーズを創出する力を保持するポスドク（博士研究員）などの若手研究者も増加していることから、大学発ベンチャーサイドとしての見方からは、大学研究室内に設立したベンチャー企業を基盤とした産学連携を推進するとともに、有能なポスドクを採用した企業へと進展させ、ポスドクに新企業を創成させるチャンスを持ってもらい日本経済の景気向上に持続的に貢献したいと考えています。

キノコ産業界の産学連携かしっかりした形で進展すれば、育種・生産・機能性解析などといった一連の流れが強化され、産業界の活性化に寄与することが可能ではないかと考えています。

5・4　マッシュ・テック株式会社とは

高崎健康福祉大学発のベンチャー企業「マッシュ・テック株式会社」が二〇〇四年二月一〇日の高崎健康福祉大学の開学された記念日に合わせて設立されました。群馬県における私立大学発ベンチャー企業第一号です。

マッシュ・テック株式会社は、真菌類（キノコ、カビ、酵母）を中心とした天然物の探索・育種・栽培・美容や健康増進製品（食材・予防と治療薬）の評価と技術開発及びキノコ生産施設、動物実験・飼育施設の環境関連機器の技術開発をすることを主な目的とする研究開発型企業です。

社名「マッシュ・テック」は、MUSH（Mushroom　キノコ）の、M、U、S、Hが、それぞれ

M……Mycology（菌類学・菌学）

U……University（大学）

S……Science（科学）

H……Health（健康）

を意味し、それと、TEC（Technology　テクノロジー）を組み合わせたものです。

キノコ（真菌類）の研究を大学にて科学的に推進し、高崎健康福祉大学の研究教育テーマである健康を応用技術によって取り組む総合的な研究開発型企業であることから「マッシュ・テック」を社名としました。

「大学発ベンチャー企業」とは、「大学教員が所有する特許などの知的財産権を利活用するために設立した株式会社または有限会社」をいいます。マッシュ・テック株式会社が本社を置く群馬県では、大学発ベンチャー企業設立を促進していく計画もあります。各自治体ごとに多くの支援策を掲げていますが、マッシュ・テック株式会社は群馬県が推進する「ぐんま星雲クラスター構想」および産業支援の重点分野として「バイオ・エコ」を掲げている内容に関わる企業として設立の支援を受けました。

マッシュ・テック株式会社の業務内容は、バイテク技術による新品種作出と環境保全型農林生産技術の開発、生活習慣病予防と治療のための技術開発、農業（キノコ）生産・動物試験・飼育施設の環境システムの開発、超微細霧発生装置を用いた農林物生産施設および各種施設内の湿度・温度制御・衛生環境技術の開発です。

開発課題としては、健康増進および環境保全に関する真菌遺伝資源の開発、生活習慣病予防と治療に関する生理活性物質の開発と医療・栄養学的な有用性の検証を基盤とした製品開発、農産物生産者の作業に対する効率化と健康被害防止技術の開発を推進しています。なお、マッシュ・テック株式会社の持つ技術「キノコ健康食品等の抽出・造粒・液化加工および評価技術」は群馬県が企業の独自技術を認定する「1社1技術」制度にも選定されています（図5・1）。なお、この技術は特にすぐれた技術力の企業を表彰する平成一七年度の中川威雄技術賞の奨励賞に選定されました。

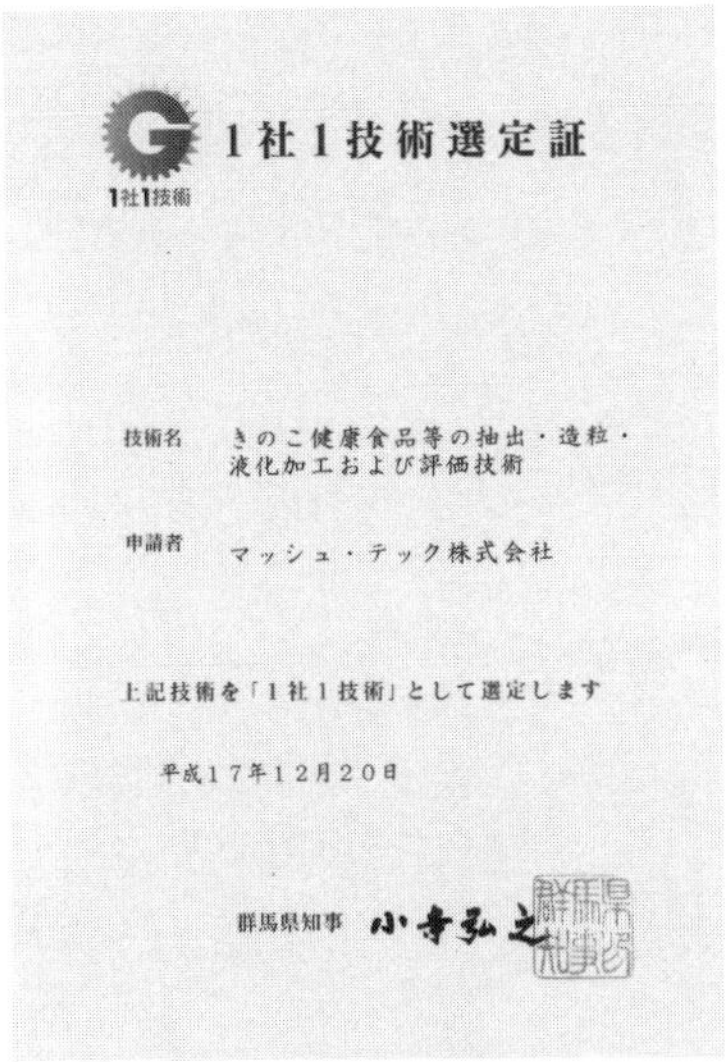
1社1技術選定証

技術名　きのこ健康食品等の抽出・造粒・液化加工および評価技術

申請者　マッシュ・テック株式会社

上記技術を「1社1技術」として選定します

平成17年12月20日

群馬県知事　小寺弘之

図5.1　1社1技術認定証

現在の発売製品は、群馬県が種苗登録したキノコを原材料とした食品です。安全安心を第一に考えた国産キノコを使用し、単一のキノコのみで一切添加物を混合しない加工食品「マッシュ・テック（登録商標）」、超微細霧発生装置（加湿・温度環境制御装置およびそのシステム）である「イーマッシュ（登録商標）」（図5・2）などです。イーマッシュは、水道管直結で濡れない超微細な霧を発生し、温度と湿度を調整することからキノコをはじめとした農業環境制御ばかりではなくアミューズメントパークや精密機械工場などの温湿度調整や静電気防止などの環境制御装置としても使用されています。

5・5　産学連携の具体例

産業界と大学との連携はそのスピードと連携のあり方が重要であることは上述しましたが、企業と大学での取り組みで新製品開発がスピーディーに実現した例などもあります。事業的には微細藻類とキノコなどの天然物質を扱うメーカーとキノコの技術ノウハウを持つ大学による連携です。企業の持つキノコの森をいかに有効活用して優良な製品作りを行なうかがテーマとなりプロジェクトはスタートしました。事業と研究の課題は、

① 食品としての安全性と成分の品質が安定したキノコを生産
② キノコ生産現場での環境制御
③ キノコからの栄養機能成分の探索と性能評価
④ キノコや試作製品の安全性と安定性の解析
⑤ 食品であればこその一次機能、二次機能、三次機能の解析（機器分析による成分解析、培養細胞、動物試験、ヒト飲用検査による解析）

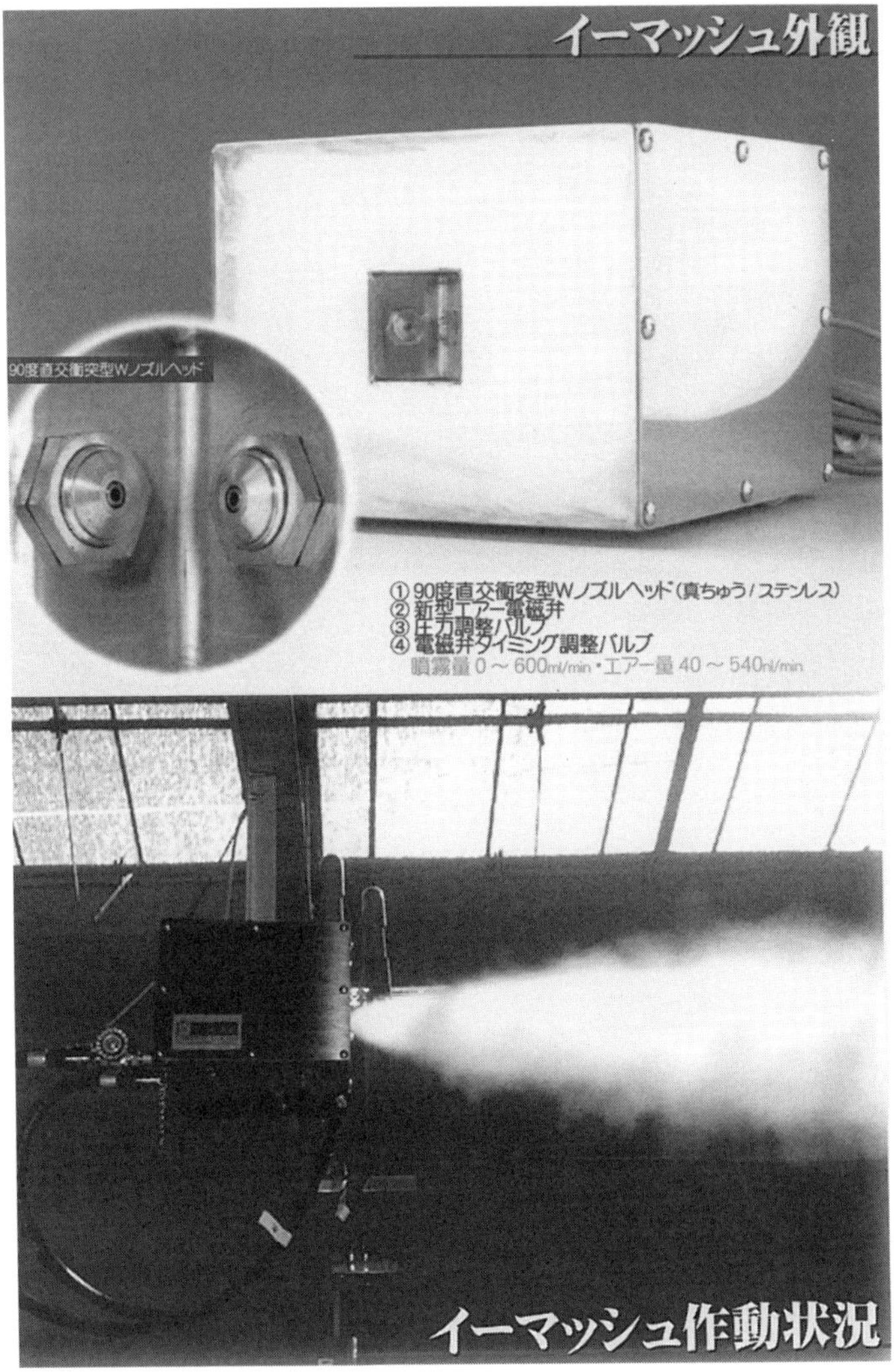
イーマッシュ外観
90度直交衝突型Wノズルヘッド
① 90度直交衝突型Wノズルヘッド（真ちゅう / ステンレス）
② 新型エアー電磁弁
③ 圧力調整バルブ
④ 電磁弁タイミング調整バルブ
噴霧量 0 ～ 600ml/min・エアー量 40 ～ 540nl/min
イーマッシュ作動状況

図 5.2　マッシュ・テック株式会社の発売製品、超微細霧発生装置「イーマッシュ」（加湿・温度環境制御装置）

⑥ 製品の味の追求と安定性の確認
⑦ 科学情報の開示
⑧ 製品の流通と販売

などです。ここに示した全項目を、企業の研究スタッフと大学の知的財産権を連携して推進したことにより製品としては、キノコの持つ機能と微細藻類の持つ機能を相乗的に高めるとともに幅広い年齢層の飲食者が受け入れやすい製品形態である飲料となりました。

健康な身体を作るための栄養成分が豊富に取り込まれたこのような商品の製造を実現するには、企業努力とともに試験研究を基礎からしっかりと積み重ねていくことが必要であり、このような研究推進には企業人と大学人とのどちらかに負担が大きくかかるのではなくまさに共同研究体制のシステム作りが必要であることがわかります。

産官学民の連携が適正に強化されれば、ものづくり大国日本から多くの新規製品が誕生することは大いに期待されると考えます。その中には、未知の可能性を秘めたキノコ製品が多く含まれることでしょう。

なお、高崎健康福祉大学では、産学連携強化などを目的として、技術創成のための公開講座なども積極的に行なっています（図5・3、図5・4）。

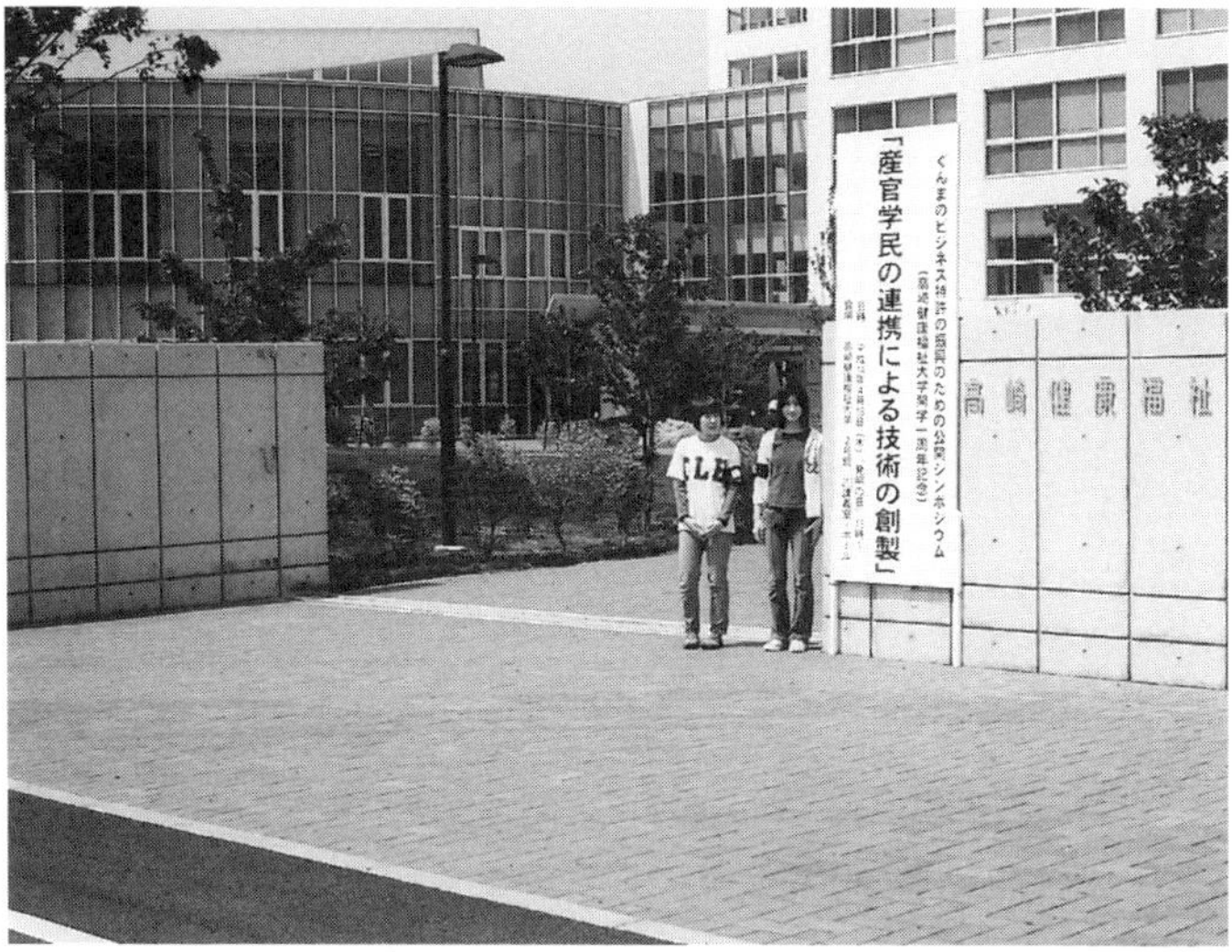

図 5.3 高崎健康福祉大学で実施される産学連携事業

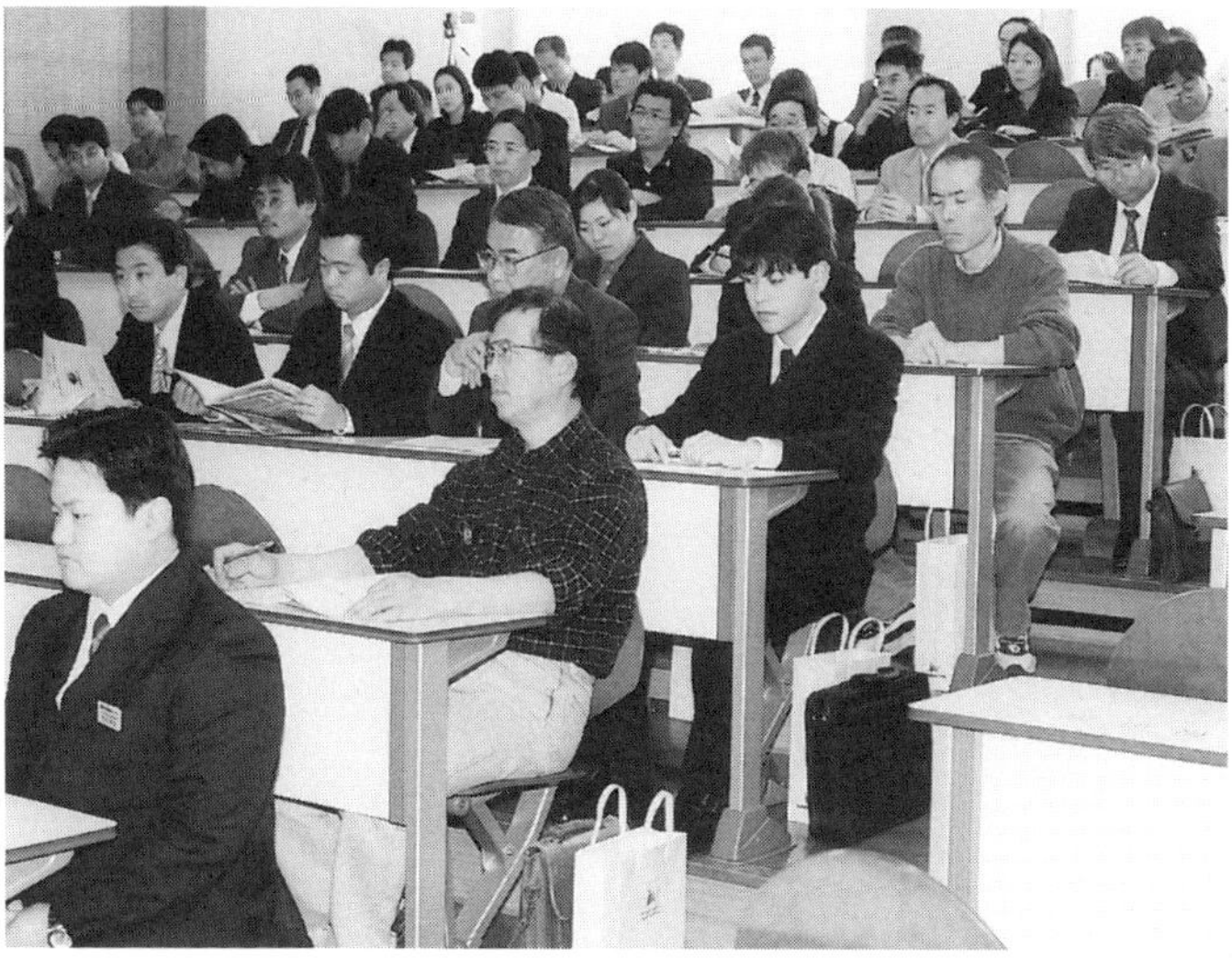

図 5.4 連携シンポジウムの講演を熱心に聴く参加者

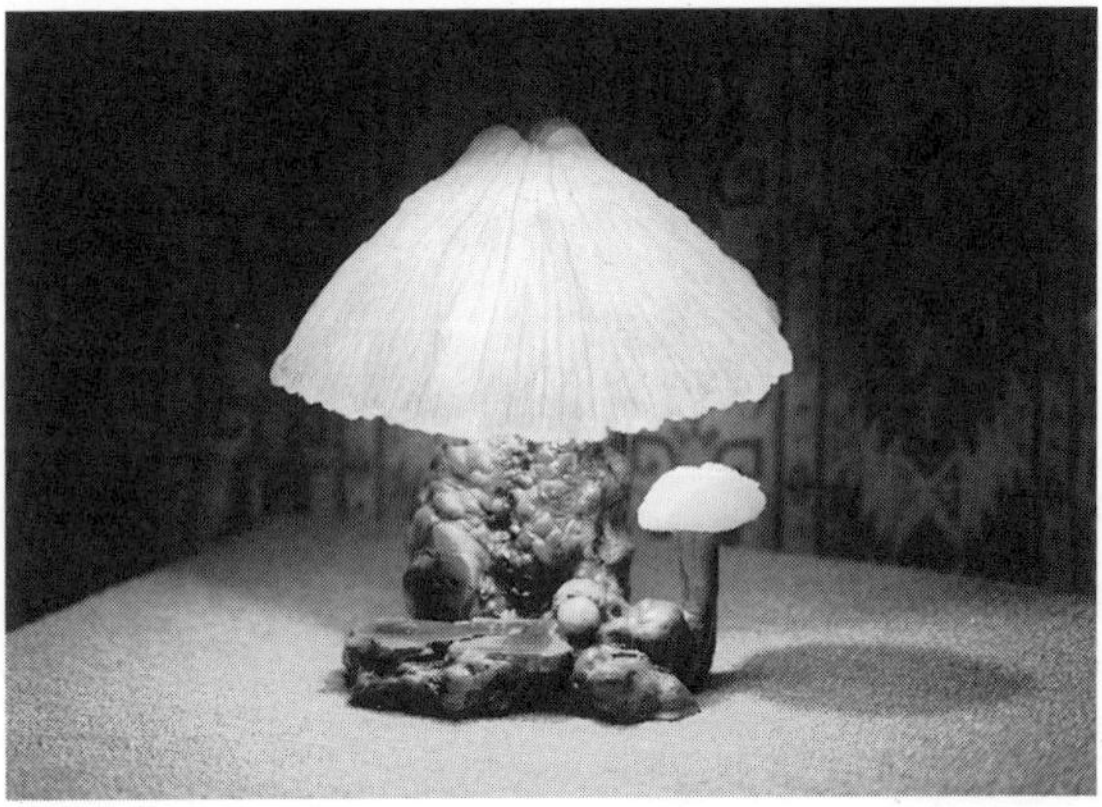

キノコのスタンド

キノコの問題

本書を読まれて、キノコの性質とその有用性が理解いただけたと思います。ではここで、キノコの知識を問う問題について答えてみてください。

問1　次の文章でキノコについて正しく表現されているのはどれか。
①キノコは薬としても使用されている。
②日本人がキノコを食べる量は世界的に見て少ない。
③キノコを食べるのは日本人だけだ。
④野生キノコを採取して食べるのは日本人だけだ。
⑤種苗登録したキノコでなければ市場での取引はできない。

問2　キノコが最も古く食べられていたと思われる時代はどれか。

① 縄文時代　② 平安時代　③ 鎌倉時代　④ 江戸時代
⑤ 明治時代　⑥ 大正時代　⑦昭和時代

問3　キノコを人の手で育てる人工栽培が日本で始まったのはいつごろか？
① 縄文時代　② 平安時代　③ 鎌倉時代　④ 江戸時代
⑤ 明治時代　⑥ 大正時代　⑦ 昭和時代

問4　木材に菌をうえてキノコを栽培する方法を何というか。
① 原木栽培　② 菌床栽培　③ 水耕栽培　④ 材木栽培　⑤ 木用栽培

問5　キノコの栽培について正しいものはどれか。
① キノコの栽培方法は中国から伝わった。
② 安定して栽培できるのはシイタケだけだ。
③ 現在、キノコは原木栽培より菌床栽培が主流だ。
④ 乾シイタケと生シイタケは栽培手法が大きく異なる。
⑤ 生産者の高齢化に伴い原木栽培へと栽培法は変わりつつある。

問6　次のキノコのうち、もともと日本にあったものはどれか。
①シイタケ　②マッシュルーム　③エリンギ　④バイリング　⑤ヒメマツタケ

問7　次のキノコのうち、まだ人工栽培がむずかしいのはどれか。
①メシマコブ　②キクラゲ　③マツタケ　④ヤマブシタケ　⑤ブナシメジ

問8　私たちの最も身近なシイタケの特徴として正しいものはどれか。
①現在、シイタケの生産量は日本が世界で一番多い。
②日本で栽培技術が発展し、学名に「江戸デス」の名前がついている。
③シイタケの人工栽培（原木栽培）は椎《シイ》の木を使うことが多い。
④日本で生産されるシイタケは、乾シイタケとしての流通の方が多い。
⑤日本のシイタケの約30%は欧州に輸出されている。

問9　キノコとその原産地の組み合わせで正しいものを選びなさい。
①ヤマドリタケ………イタリア

② ツクリタケ…………カナダ
③ ヒメマツタケ…………日本
④ エリンギ……………韓国
⑤ シロアリタケ………ブラジル

問10　キノコに一番近い仲間はどれか。
① スギゴケ　② コウジ菌　③ ミドリムシ　④ ゼンマイ　⑤ 大腸菌

問11　キノコと植物の違いを正しく表しているのは次のうちどれか。
① キノコの生活と、植物の生活はよくにているので、以前はキノコは植物だと思われていた。
② キノコも植物と同じように光合成で栄養を得ている。
③ 植物が森の掃除屋なら、キノコは森の生産者だ。
④ 植物にとってキノコは害菌であり、キノコは森林に存在しない方がよい。
⑤ 日本では近年、野生キノコの採取量と種類が増加傾向にある。

問12　キノコ（子実体）が発生する順番として正しいのはどれか。

① 一核菌糸 → 二核菌糸 → 胞子 → 子実体
② 胞子 → 一核菌糸 → 二核菌糸 → 子実体
③ 一核菌糸 → 胞子 → 二核菌糸 → 子実体
④ 二核菌糸 → 胞子 → 一核菌糸 → 子実体
⑤ 胞子 → 二核菌糸 → 一核菌糸 → 子実体

問13 子実体を植物にたとえた場合、適切なのはどれか。

① 葉 ② 花 ③ 根 ④ 幹 ⑤ 花粉

問14 めずらしいキノコの仲間について正しい内容はどれか。

① ツキヨタケなど光るキノコは、光ることで虫をおびきよせることがわかっている。
② ツチグリは周囲の湿度によって皮が開いたり閉じたりするので自然の晴雨計とも呼ばれる。
③ ハエトリシメジは食べると、ハエだけでなく人間も死んでしまう。
④ ヤグラタケは同じ種類のキノコの傘の上に子実体を作るキノコの総称である。
⑤ シロアリタケは冬虫夏草の仲間である。

問15　次のキノコのうち毒キノコはどれか。

①　クサウラベニタケ　②　タマゴタケ　③　ヌメリスギタケ

④　クリタケ　⑤　オニフスベ

問16　毒キノコについて正しいものはどれか？

①　毒キノコといっても食べて死ぬことはない。

②　毒キノコも油でいためたり、ナスと一緒に煮れば食べられる。

③　毒キノコには食べられるキノコとにているものがあるから注意する必要がある。

④　毒キノコとは中枢神経毒を持つキノコのことをいう言葉である。

⑤　毒キノコの中には合法ドラックとして厚生労働省が認可しているものがある。

問17　健康食品として注目されているヒメマツタケの原産国はどこか。

①　日本　②　ヨーロッパ　③　中国　④　ブラジル　⑤　台湾

問18　漢方薬で認められているキノコは次のどれか。

①　シイタケ　②　ブクリョウ　③　キクラゲ　④　マンネンタケ（レイシ）　⑤　カバノアナタケ

問19　キノコの成分についてもっとも適当なのはどれか。
①食物繊維の量が比較的多い。
②シイタケの機能成分は鮮度が変わっても普遍的に保持される。
③キノコの成分が、生活習慣病に効果があるというのは迷信だ。
④キノコはノンカロリー食品である。
⑤キノコには脂質は含有されていない。

問20　シイタケ、特に乾シイタケに多く含まれているビタミンはどれか。
①ビタミンA　②ビタミンB　③ビタミンC　④ビタミンD　⑤ビタミンQ

問21　特にシイタケに多く含まれている薬用成分はどれか。
①コレステロール　②ステロイド　③エリタデニン　④フラムトキシン　⑤アルギニン

問22　キノコは枯れ枝や落ち葉などを分解することから何と呼ばれているか。
①森の破壊屋　②森の掃除屋　③森の整理屋　④森のクリーニング屋　⑤森の工事屋

問23　キノコなどの微生物で環境を浄化する技術を何というか。
①　バイオブリーチング　②　バイオクリーニング　③　バイオレメディエーション
④　バイオテクノロジー　⑤　バイオトロン

問24　私たちの身近にあるもので、キノコを利用して作られているものは？
①　ノート　②　洋服　③　ガラス　④　コンクリート　⑤　消しゴム

問25　次のキノコのうち人工栽培が行われているのはどれか。
①　ムキタケ　②　マツタケ　③　ウラベニホテイシメジ　④　コツブタケ　⑤　ヤグラタケ

問26　シイタケの原木栽培で一般的に使用されている樹種はどれか。
①　アカマツ　②　ツガ　③　コナラ　④　スギ　⑤　ヒノキ

問27　キノコをたくさん発生させるのに、一番よい方法は次のうちどれか。
①　水の中で栽培する

② ゆりかごにのせてゆらす
③ スズムシのなき声を聞かせる
④ 高電圧のカミナリをあてる
⑤ 二酸化炭素濃度を高くする

問28 キノコ栽培に関する用語とその説明の組み合わせで正しいものはどれか。
① 種菌……キノコ栽培後に残しておく菌糸
② 人工栽培……原木・菌床などの栽培法を用いて環境を制御しての栽培法
③ ホダ木……キノコを取り終わったあとの材木
④ フスマ……キノコを収穫後に輸送するトレーのこと
⑤ 菌かき……菌床栽培で栽培終了後に瓶から廃菌床をかき出して捨てる操作

問29 生シイタケ第一位の生産都道府県は次のうちどこか。
①大分県 ② 福井県 ③ 群馬県 ④ 岩手県 ⑤ 徳島県

問30 栽培技術について説明した文章で正しいのはどれか。

① 栽培技術が進歩したといっても、安定的に栽培できるキノコはまだ十数種類ほどしかない。
② ヒメマツタケなど外国が原産のキノコは日本では栽培できない。
③ マツタケは人工栽培の技術が研究されているが、いまだ成功といえる段階ではない。
④ 遺伝子組み換えキノコも日本ではすでに栽培されて食べられている。
⑤ 菌床栽培においてキノコを発生させる時は培養時より温度を高めると良い。

「キノコの問題」解答

問1 ①　問2 ①　問3 ④　問4 ①　問5 ③　問6 ①　問7 ③　問8 ②
問9 ①　問10 ②　問11 ①　問12 ②　問13 ②　問14 ②　問15 ①　問16 ③
問17 ④　問18 ②　問19 ①　問20 ④　問21 ③　問22 ②　問23 ③　問24 ①
問25 ①　問26 ③　問27 ④　問28 ②　問29 ⑤　問30 ③

（28）宇野正志，石川哮『小児科診療』57 巻増刊号，47-52(1994).
（29）白川太郎，森本兼曩，佐々木聖『小児科診療』57 巻増刊号，55-62(1994).
（30）Huang, S.K., Marsh, D.G., *Mosby-Year-book,* Inc.St. Lowis, 60-72(1994).
（31）吉本博明ほか『木材学会誌』**51**(6), 387-393(2005).
（32）桧垣宮都，江口文陽，渡辺泰雄『日本薬理学雑誌』110 巻補冊，98-103 (1997).
（33）宮澤紀子ほか『日本きのこ学会誌』**13**（4），181-187（2005).
（34）江口文陽『食品工業』**48**（17），39-45（2005).
（35）日本化学会、群馬大学工学部化学系共編『キラキラわくわく化学』上毛新聞社（2003).
（36）戸村悦子『子供の化学』**68**（11），38-43(2005).
（37）山本一彦ほか『今日の治療指針』医学書院，539-567(2003).
（38）江口文陽『フードケミカル』**21**(5), 49-52(2005).
（39）柳川洋ほか「東北北陸地方での急性脳症多発事例にかかわる研究」厚生労働科学研究費補助金報告書(2005).
（40）鷲見亮「微細藻類ときのこの相乗作用」pp.13-15，日本木材学会きのこ研究会編『きのこの健康・機能性食品の開発事例について』(2005).

参考文献

(1) 江口文陽，渡辺泰雄編著『きのこを科学する』地人書館(2001).

(2) 江口文陽，檜垣宮都，渡辺泰雄編著『生命と環境の科学』地人書館(1999).

(3) 江口文陽，尾形圭子，須藤賢一編著『生活環境論』地人書館(2003).

(4) 藤原道弘，江口文陽監修『元気に生きる本』東洋医学舎(2004).

(5) 渡辺泰雄，梅垣敬三，山田静雄編著『クスリのことがわかる本』地人書館(2004).

(6) 大賀祥治編『きのこ学への誘い』海青社(2004).

(7) 江口文陽『森林科学』**30**, 31-37(2000)

(8) 江口文陽『食料と安全』**9**(4), 62-71(2004)

(9) 河岸洋和監修『きのこの生理活性と機能』シーエムシー出版(2005).

(10) 江口文陽『食品の機能性分析』㈱流通システムセンター(2005).

(11) 片山義博，桑原正章，林隆久編著『バイオテクノロジー』海青社(2002).

(12) 日本木材学会編『木のびっくり話 100』講談社(2005).

(13) 水野卓，川合正允編著『きのこの化学・生化学』学会出版センター(1992).

(14) Sato T. et al.: Oyo Yakuri, *Pharmacometrics* 61(1), 177-183(2001).

(15) 佐藤拓ほか『薬理と治療』**32**(11), 761-771 (2004).

(16) 江口文陽ほか『和漢医薬学雑誌』**16**(1), 24-31(1999).

(17) 桧垣宮都ほか『和漢医薬学雑誌』**17**(5), 205-214(2000).

(18) 江口文陽ほか『和漢医薬学雑誌』**16**(5), 201-207(1999).

(19) 山田静雄ほか『和漢医薬学雑誌』**20**(5), 221-229(2003).

(20) 江口文陽『FOOD Style 21』**7**(9), 80-83, (2003).

(21) 江口文陽『高崎健康福祉大学紀要』**1**, 53-57(2002).

(22) Kawagishi H. et al., *Phytochemistry* **32**, 175(1993).

(23) 藤原道弘監修『ヤマブシタケ機能性食品の品質と薬理作用』福岡大学薬学部(2004).

(24) 菊川忠裕ほか『炎症』**19**(5), 261-267(1999).

(25) 江口文陽『食品・食品添加物研究誌』**211**(2), 134-140(2006).

(26) 馬場実『小児科診療』57 巻増刊号, 1-2(1994).

(27) Zeiger, R.S., *Mosby-Year-book,* Inc.St. Lowis, 1137-1172(1994).

【や　行】

【ら　行】

【わ　行】

索　引

著者紹介

江口文陽（えぐち・ふみお）

高崎健康福祉大学健康福祉学部健康栄養学科教授。高崎健康福祉大学大学院健康福祉学研究科食品栄養学専攻教授兼任。1965年4月群馬県高崎市生まれ。東京農業大学大学院農学研究科博士後期課程修了（農学博士）。日本学術振興会特別研究員、東京農業大学非常勤講師、高崎健康福祉大学助教授を経て現職。日本きのこ学会理事、日本きのこ学会誌編集委員、日本菌学会評議員、日本木材学会きのこ研究会幹事、日本食品保蔵科学会評議員、高崎健康福祉大学発ベンチャー企業「マッシュ・テック株式会社」代表取締役。東京農業大学地域環境科学部非常勤講師、九州大学大学院農学研究院非常勤講師。日本木材学会奨励賞、日本きのこ学会奨励賞、地域環境科学賞、あさを賞などを受賞。

主な著書　『生命と環境の科学』地人書館（1999年)、『キノコを科学する』地人書館（2001年)、『木質科学講座11 バイオテクノロジー』海青社（2002年)、『生活環境論』地人書館（2003年)、『元気に生きる本』東洋医学舎（2003年)、『きのこ学への誘い』海青社（2004年)、『木のびっくり話100』講談社（2005年)、『食品の機能性分析』流通システム研究センター（2005年)、『きのこの生理活性と機能』シーエムシー出版（2005年）他。

きのこを利用する

病気の治療・予防から環境改善まで

2006年 4月20日　初版第1刷

著　者　江口文陽

発行者　上條　宰

発行所　株式会社 **地人書館**

〒162-0835 東京都新宿区中町15

電話　03-3235-4422　FAX 03-3235-8984

URL　http://www.chijinshokan.co.jp

e-mail　chijinshokan@nifty.com

郵便振替口座　00160-6-1532

印刷所　モリモト印刷

製本所　イマヰ製本

ISBN4-8052-0773-6 C3045